MOTIVATION BOOK

1 MOIS pour arrêter la Malbouffe

Un grand merci à tous ceux qui ont rendu le projet de ce livre possible : en particulier à Laura et à toute l'équipe Hachette qui se cache derrière, à Sibylline Meynet (aka @sibylline_m) pour ses talents d'illustratrice ou encore à ma collègue diététicienne Céline pour sa contribution lors de la relecture.
Je remercie également ma communauté de me donner la force et la joie de faire ce que j'aime, au travers de leurs commentaires, leurs likes et leurs partages.
Enfin, ma dernière pensée va bien évidemment à mes fans les plus fidèles... : mon bien-aimé pour son soutien au quotidien, mes chers parents et mes fidèles ami(e)s.

RESTONS EN CONTACT !

Envie de partager votre expérience ou vos commentaires sur le programme «1 mois pour arrêter la malbouffe» avec moi ? N'hésitez pas à m'envoyer un message :

- par email à cette adresse : nathalie@docteurbonnebouffe.com
- sur Instagram *via* mon profil : @drbonnebouffe

MOTIVATION BOOK

Nathalie Majcher

1 MOIS pour arrêter la Malbouffe

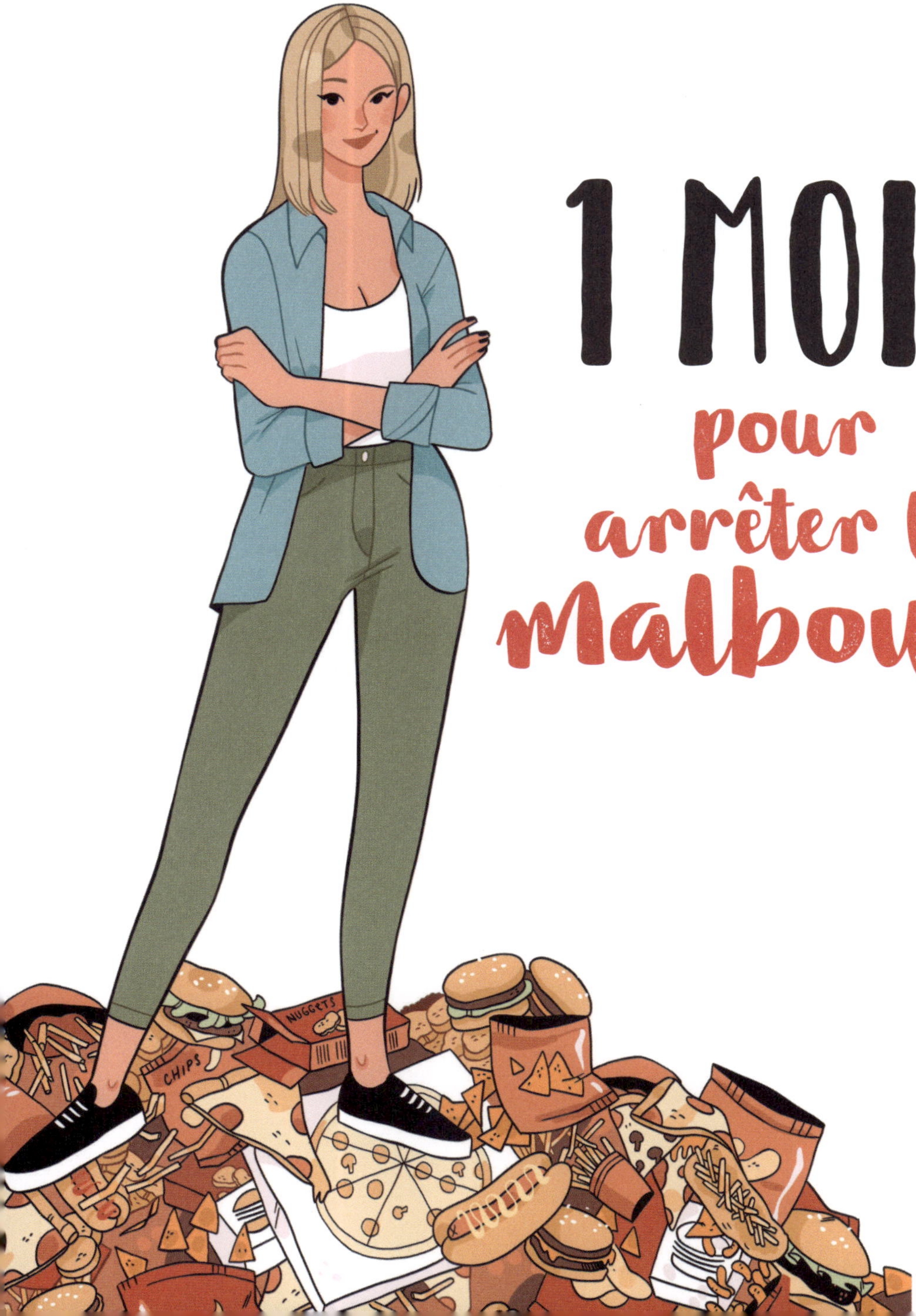

hachette BIEN-ÊTRE

Sommaire

SEMAINE 3 : RÉÉQUILIBRER SON ASSIETTE

SEMAINE 4 : CHANGER SA FAÇON DE S'ALIMENTER

Le petit mot de l'auteure

Après mon premier livre sur le sucre, il était évident que mon deuxième livre aborderait l'autre péché mignon qui m'a hanté bien longtemps : la malbouffe.

Il faut dire qu'elle semble nous sauver la vie dans un grand nombre de situations. Lorsque l'on est pressé, elle a l'avantage d'être prête à consommer. Lorsque l'on fait attention à ses dépenses, elle nous permet de soulager notre portefeuille grâce à ses prix attractifs. Enfin, elle nous procure un sentiment de plaisir qui nous apparaît comme profondément réconfortant, mais factice et momentané au milieu de nos éventuels soucis quotidiens. Dans ces moments, il est «facile» d'opter pour un repas tout-prêt livré sur un plateau ou prêt-à-réchauffer au micro-ondes.

Souvent, son installation dans nos vies commence pendant les années étudiantes. Notre rythme de vie intense, notre ignorance et notre petit budget nous poussent à choisir la facilité. Heureusement, notre organisme est alors en bonne santé et accepte qu'on le mette à rude épreuve. La situation se complique à la fin des études : l'âge, la raison et parfois les premiers problèmes de santé, nous font réaliser l'importance de changer de mode de vie.

Mais lorsque cette prise de conscience se fait, de nombreuses questions apparaissent : par où commencer lorsque l'on veut changer son alimentation pour le mieux? Comment se débarrasser de la malbouffe sans faire l'impasse sur le plaisir alimentaire? Comment trouver le bon équilibre à long terme? Autant de questions que je me suis posées lorsque j'ai décidé de prendre en main mon alimentation. A peine âgée de 21 ans et perdue au milieu des nombreux conseils prodigués sur internet, j'aurais adoré avoir à cette époque un livre qui me guide, jour après jour, pour me libérer de la malbouffe et apprendre à manger mieux.

Aujourd'hui Diététicienne-Nutritionniste, j'ai le plaisir de partager avec vous les résultats de mon combat : **des clés concrètes pour arrêter la malbouffe efficacement et de manière ludique**, tout en continuant à vous faire plaisir. J'espère de tout cœur que cet ouvrage sera la réponse aux questions que vous vous posez en ce moment, et qu'il vous ouvrira les portes d'une alimentation plus saine.

Pour partager votre expérience de ce mois sans malbouffe, vos progrès et se motiver sur les réseaux sociaux, n'hésitez pas à utiliser le hashtag #teammalbouffe et à rejoindre le compte Instagram @1moisprarreterlamalbouffe.

Très bonne lecture à toutes et à tous et bravo pour votre choix!

Nathalie Majcher
(alias @drbonnebouffe)
Diététicienne-Nutritionniste &
Créatrice du blog de nutrition
DocteurBonneBouffe.com

Phase de préparation

Tout savoir sur l'ennemi

Si l'on sait très bien que la malbouffe est nocive pour notre santé et qu'il est impératif de la limiter, une question essentielle se pose : qu'est-ce que la malbouffe concrètement ?

MALBOUFFE : ÉTYMOLOGIE

Le terme de « malbouffe » est apparu dans les années 1980 avec le développement de l'alimentation industrielle. Il est composé :

- du terme « bouffe », qui traduit le changement drastique de notre rapport à l'alimentation. La nourriture, pourtant vitale, est devenue de la simple « bouffe ».
- de l'adverbe « mal » qui met en avant les conséquences de cette alimentation sur notre santé.

La signification de ce terme est d'autant plus forte en anglais : *junk food*, qui peut se traduire par la « nourriture déchets ».

CONCRÈTEMENT, C'EST QUOI ?

Ouvrez votre dictionnaire : la malbouffe y est définie comme l'ensemble des « produits alimentaires de mauvaise qualité, nuisibles à la santé » ou encore une « mauvaise alimentation » de manière générale [1]. Si dans les années 1980, la malbouffe englobait uniquement la restauration rapide, aujourd'hui elle revêt diverses formes.

LES 4 FORMES DE MALBOUFFE

1# **Les fast foods et les produits de restauration « rapide »**, qui sont la forme la plus évidente de malbouffe mais finalement pas la plus commune. Exemple : un hamburger, un hot dog, les frites, la pizza, le poulet frit, etc. Nous nous y intéresserons lors de la semaine 1 du programme.

2# **La malbouffe issue des produits industriels**, la plus sournoise car on se rend rarement compte de son omniprésence dans notre alimentation. Exemple : les plats prêts-à-cuisiner, les soupes en brique, le pain de mie, les pâtes à tartiner et certaines céréales du petit déjeuner. La deuxième semaine du programme y sera dédiée.

3# **La malbouffe qui englobe nos mauvais choix alimentaires :** manger trop gras, trop sucré, trop salé - de manière générale. Si l'on sait que ces mauvaises habitudes alimentaires peuvent revêtir le terme de « malbouffe », on se rend rarement compte que c'est également le cas lorsque l'on consomme trop de protéines, notamment des protéines animales, trop de féculents raffinés ou pas assez de légumes... ce qui est le cas pour une grande majorité de la population. Nous travaillerons sur ces différents points lors de la semaine 3 consacrée à nos habitudes alimentaires.

4# **Notre manière de manger (trop rapide, qui ne se soucie ni de notre sensation de faim, ni de notre satiété)** peut également être considérée comme de la malbouffe. Il est indispensable d'y dédier une semaine spéciale pour clôturer ce programme et vous aider ainsi à maintenir les bons gestes sur la longueur.

Pourquoi déclarer la guerre à la malbouffe ?

Il faut dire que la situation est effrayante. Depuis quelques décennies, on assiste à une réelle « épidémie » de maladies chroniques : surpoids, obésité, diabète, maladies cardio-vasculaires, cancers... Cette détérioration de notre santé coïncide avec les changements alimentaires constatés depuis les années 1950 : la hausse de la consommation d'aliments à forte densité énergétique, à teneur élevée en graisses, en glucides majoritairement raffinés et en ingrédients peu communs dans nos cuisines (additifs). Bref, l'arrivée de la malbouffe dans nos assiettes ! Faisons le point sur la situation.

QUELQUES CHIFFRES...

- **Surpoids** : en 2016, plus de 1,9 milliard d'adultes étaient en surpoids (39 % de la population mondiale adulte soit plus de 1 adulte sur 3 dans le monde !) [2].
- **Obésité** : le nombre de cas d'obésité a presque triplé entre 1975 et 2016. Ainsi, en 2016, on a comptabilisé plus de 650 millions de personnes obèses (13 % de la population mondiale adulte, ce qui représente près de 1 adulte sur 10 !) [2]. **Y compris chez les enfants :** l'OMS parle de véritable « épidémie », non seulement parce qu'elle touche une forte proportion de la population, mais aussi parce qu'elle atteint les enfants de plus en plus tôt. On estime à 340 millions le nombre d'enfants de 5 à 19 ans étant en surpoids en 2016 (soit 18 % de la population infantile du monde !) [2]. C'est 4 fois plus qu'il y a 50 ans.
- **Maladies cardiovasculaires :** première cause de mortalité dans le monde, avec 31 % de l'ensemble des décès dans le monde (on estime qu'en 2015, 17,7 millions de personnes en sont mortes) [3].
- **Cancer** : deuxième cause de décès dans le monde, le cancer a fait 8,8 millions de morts en 2015, soit près de 1 décès sur 6 [4].
- **Diabète** : le nombre de cas dans le monde a quadruplé depuis 1990 touchant désormais 8,5 % de la population en 2014. On estime ainsi que 442 millions d'adultes souffrent de diabète dans le monde, soit 1 personne sur 11 [5].
- **Espérance de vie** : si l'on vit plus longtemps, notre espérance de vie « en bonne santé », elle, diminue. On estime ainsi qu'un Français moyen vit en bonne santé jusqu'à environ 60 ans, puis est malade jusqu'à sa mort (soit pendant 16,5 ans pour les hommes et 21,8 ans pour les femmes) [6].

Selon l'OMS, l'alimentation serait le premier facteur de risque de développement des maladies chroniques citées.

Selon les études menées sur le sujet, **la mise en place de changements alimentaires et d'exercice physique sur une base régulière suffiraient pour éviter la quasi-totalité de ces maladies**, à savoir :

- augmenter l'espérance de vie (en bonne santé) de probablement au moins 10 ans [7];
- diminuer de 80 % les cas de maladies cardiovasculaires [8];
- diminuer de 30 à 50 % les cas de cancers [9];
- réduire de 90 % les cas de diabète de type 2 [10].

Il devient donc crucial de réapprendre à « bien » manger. Ce programme de 28 jours a pour objectif de vous y aider, en rétablissant un bon équilibre nutritionnel, notamment :

- en réduisant votre consommation de fast food ou encore de produits transformés, en renforçant la consommation de « bons » aliments, et notamment les aliments bruts/non transformés;
- en encourageant les bons comportements alimentaires (consommer plus de légumes, privilégier les céréales non raffinées, en remplaçant les protéines animales par des protéines végétales, etc.).

Alors, on s'y met?

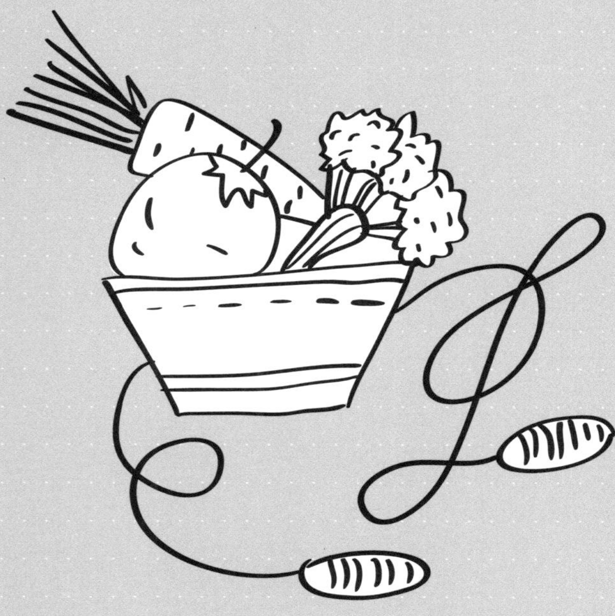

Pourquoi est-il difficile de s'en passer ?

1# La malbouffe est une notion plus complexe qu'avant

Si dans les années 1980, la malbouffe englobait uniquement les fast-foods, aujourd'hui elle revêt diverses formes, dont certaines plus sournoises. On estime par exemple que 80 % des produits vendus en supermarchés sont des produits ultra-transformés [11]. Cette « malbouffe moderne » pose particulièrement problème dans la mesure où elle est plus difficilement identifiable dans notre alimentation.

2# Elle nous rend la vie plus facile

La malbouffe est d'une grande utilité dans la plupart des situations de la vie courante (repas sur le pouce, petit creux, repas festifs...). Elle semble répondre aux besoins du nos modes de vie, à savoir cuisiner en peu de temps, et pour pas cher, un repas qui se mange vite. Mais pense-t-on aux conséquences sur notre santé de ce type d'alimentation... ?

3# Elle est omniprésente

La malbouffe a discrètement gagné tous les rayons, y compris ceux censés proposer des aliments bons pour la santé (les rayons diététique, bio ou végétariens). L'hyperindustrialisation touche désormais tous les groupes d'aliments et tous les repas de la journée :

- **au petit déjeuner** : sous forme de pain transformé, de céréales (y compris pour les enfants), de jus de fruits industriels, de cafés industriels en poudre ou en capsules...
- **au sein des repas, que ce soit à l'extérieur comme dans nos cuisines** : sous forme de *junk food*, de glucides raffinés (pâtes, nouilles instantanées...), de plats transformés ou encore, lorsque l'on cuisine maison, sous forme d'« aides culinaires » ultra-transformés et riches en sel ;
- **à l'apéro :** sous forme d'aliments « plaisir » bien connus comme les chips, la charcuterie, les cacahuètes (pourtant très intéressantes sur le plan nutritionnel si elles n'étaient pas salées), l'alcool...
- **au goûter** : sous forme de gâteaux, de boissons sucrées ou encore de compotes bourrées de sucres... La liste pourrait être presque interminable.

4# Elle est créée pour plaire

Les industriels prennent le soin d'élaborer des recettes qui plaisent aux consommateurs. Les produits sont attrayants (tant au niveau du goût que du packaging), bon marché, prêts à être consommés et « hyperpalatables », c'est-à-dire qui procurent une sensation très agréable, au point d'induire chez le consommateur l'envie de réitérer l'expérience... encore et encore.

5# Elle revêt une dimension psycho-affective

La consommation de malbouffe a tendance à être associée à des événements et des situations agréables, de partage et de convivialité (anniversaires, repas de familles, fêtes...). En outre, sa consommation revêt une dimension psycho-affective : on mange des produits « plaisir », source d'émotions positives mais aussi de bien-être mental, utilisés pour calmer les émotions, la tristesse ou encore l'anxiété !

6# Sa consommation est encouragée par les messages publicitaires

Les stratégies marketing des marques, notamment sous forme de messages publicitaires, nous encouragent à consommer ces «aliments» présentés comme «sains». Selon une étude réalisée sur les enfants, le visionnage d'un spot TV alimentaire augmente la consommation du produit de 84% chez des enfants de poids normal. Les enfants en obésité sembleraient particulièrement vulnérables aux publicités, induisant une augmentation de la prise alimentaire de 134% [12].

7# Elle favorise les dépendances

Si le terme d'addiction est généralement réservé aux substances considérées comme psychoactives (drogues, alcool...), on admet de plus en plus que notre alimentation peut être source de dépendance. De plus en plus d'études montrent que la malbouffe (et les produits riches en graisses, en sucre et en sel) pourrait bien engendrer des addictions. Une étude de 2018, par exemple, a ainsi démontré qu'un sevrage de malbouffe entraînait des symptômes similaires à ceux observés lors de l'arrêt de la cigarette [13].

8# Elle est bien ancrée au sein de notre alimentation...

Il convient de comprendre que la malbouffe ne poserait pas autant de problèmes si elle n'était pas aussi omniprésente dans notre alimentation, que ce soit en quantité ou en fréquence. Aujourd'hui, on estime déjà que les produits ultra-transformés, dont je vous parlerai plus en détails au Jour 10, représentent plus de la majorité des calories consommées dans de nombreux pays :

- aux États-Unis (1er plus gros consommateur de produits ultra-transformés dans le monde), ces derniers représentent 58% des apports énergétiques journaliers [14];
- au Canada (qui figure en 2e place), il est de 48,3% [15];
- en France (qui figure plus loin dans les statistiques), les produits ultra-transformés ne représentent «que» 29,1% des calories journalières [16].

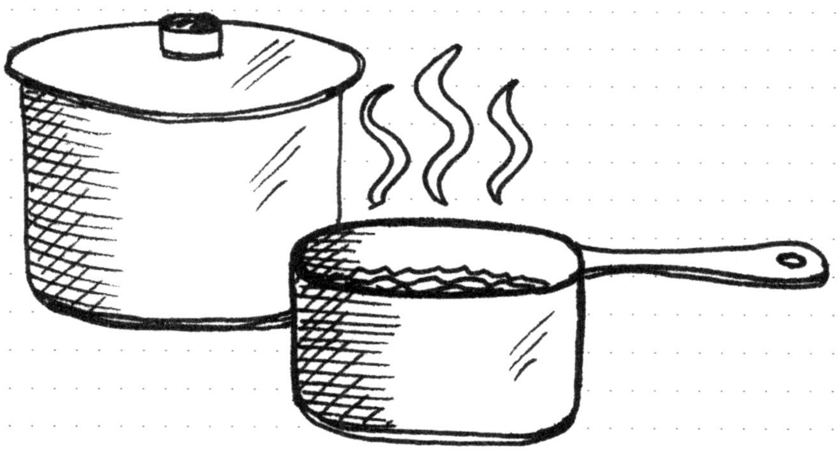

Quiz
«Suis-je accro à la malbouffe ?»

Répondez à ces quelques questions puis consultez les résultats pour avoir un petit aperçu de votre dépendance à la malbouffe.

1/ Le matin, votre petit déjeuner préféré est composé de :

☐ **A** Tartines à la Nutella®, routine acquise depuis l'âge de 14 ans. Y' a que ça de vrai !

☐ **B.** Des céréales Kellogg's® avec du lait, rapide et efficace !

☐ **C.** Du muesli, sans oublier votre marque de jus d'orange préférée !

☒ **D.** Des flocons d'avoine bio avec un lait végétal, et quelques fruits coupés dedans.

2/ Vous ne commencez jamais la journée sans :

☐ **A.** Un café de chez Starbucks® : il n'y a que ça qui vous mette d'aplomb dès le matin.

☐ **B.** Un cappuccino saveur caramel de la machine à café qu'on vous a offert à Noël.

☐ **C.** Un café au lait.

☒ **D.** Un shot d'expresso ou un grand café noir, sans sucre, s'il vous plaît !

3/ Vous arrivez au travail et vous découvrez que votre collègue a ramené des chouquettes pour toute l'équipe !

☐ **A.** Vous ne pouvez pas résister : vous craquez pour 3 ou 4 chouquettes (c'est tellement bon !).

☐ **B.** Vous n'avez pas faim. Vous vous êtes déjà enfilé un pain au chocolat en passant devant votre boulangerie préférée.

☒ **C.** Vous vous autorisez UNE chouquette (allez, ce n'est pas tous les jours qu'un collègue en ramène, alors on en profite !).

☐ **D.** Vous refusez : vous avez prévu une pomme pour votre collation de 10 h !

4/ Il est 11h00 :

☐ **A.** C'est l'heure de la pause distributeur pour un Kit Kat® !

☐ **B.** Parfait ! Vous attendiez ce moment pour sortir le petit encas que vous avez prévu à l'avance.

☒ **C.** Vous avez déjà faim... Mais vous patientez jusqu'à la pause déjeuner.

☐ **D.** Tout va bien. Vous travaillez sans aucune relâche jusqu'au déjeuner.

5/ C'est l'heure du déjeuner...

☐ **A.** Vous hésitez encore entre McDo®, kebab et sushis !

☐ **B.** Vous avez acheté un plat prêt-à-réchauffer au micro-ondes.

☐ **C.** Vous allez sans hésitation chez le boulanger chercher votre sandwich ou votre quiche préféré.

☐ **D.** Vous avez prévu votre Tupperware® avec les restes du repas que vous avez cuisiné hier, comme tous les jours.

6/ Votre dessert au travail...

☐ **A.** Une bonne pâtisserie, comme tous les jours !

☐ **B.** Une Danette® au chocolat, votre péché mignon, tout le monde le sait...

☐ **C.** Un yaourt aux fruits, comme ça, ça vous fait une portion de «fruits».

☒ **D.** Un fruit ou une compote.

7/ Vos boissons préférées en dehors des boissons chaudes :

☐ **A.** Coca Cola®, Sprite®, Nestea®... en alternance.

☐ **B.** Les jus de fruits ou les eaux aromatisées.

☐ **C.** Les smoothies faits-maison.

☒ **D.** Vous ne buvez que de l'eau.

8/ Au bar avec vos amis, vous prenez le plus souvent :

- ☒ **A.** Une bonne bière.
- ☐ **B.** Votre cocktail préféré.
- ☐ **C.** Toujours du vin rouge, vous aimez ça et en plus c'est bon pour la santé apparemment !
- ☐ **D.** Vous vous faites plaisir avec un jus d'orange.

9/Votre patron vous offre des bonbons :

- ☒ **A.** Vous en prenez un pour lui faire plaisir.
- ☐ **B.** Vous en prenez même plusieurs.
- ☐ **C.** Vous préférez prendre un chewing-gum que vous aviez dans votre poche.
- ☐ **D.** Vous n'aimez pas ça.

10/ Vous rentrez à la maison après une longue journée de travail et vous êtes affamé :

- ☐ **A.** Comme souvent, vous commandez une pizza ou un burger sur UberEats®.
- ☐ **B.** Vous n'avez pas le courage de cuisiner, mais heureusement vous avez prévu un plat surgelé que vous vous empressez de mettre au four ou au micro-ondes.
- ☐ **C.** Vous improvisez un sandwich jambon/fromage en guise d'entrée pour calmer votre faim.
- ☒ **D.** Vous cuisinez quelque chose de simple et rapide.

11/ Vous êtes à un cocktail dinatoire organisé par votre travail...

- ☐ **A.** Vous vous lâchez (et oui, pour une fois que c'est à volonté !).
- ☐ **B.** Vous vous rappelez vos bonnes résolutions et tentez de résister.
- ☒ **C.** Vous goûtez un peu de tout, une fois de temps en temps ça ne vous fera pas de mal.
- ☐ **D.** En fait, vous n'avez pas faim car vous avez pris soin de manger à la maison avant d'y aller.

12/ Vous allez au cinéma...

- ☐ **A.** Passage obligé au stand de pop-corn pour une double portion (une salée et une sucrée, car vous avez du mal à vous décider !).
- ☐ **B.** Vous craquez pour une petite glace, allez !
- ☐ **C.** Vous avez prévu un casse-croûte dans votre sac.
- ☒ **D.** Vous n'avez pas faim car vous venez de manger.

13/ Des amis débarquent chez vous à l'improviste.

- ☐ **A.** Youpiii ! C'est l'occasion de commander des pizzas pour tout le monde.
- ☐ **B.** Pas de problème ! Vous avez toujours ce qu'il faut dans vos placards : chips, cacahuètes, jus d'orange et même une bouteille de mojito saveur fraise prête à ouvrir !
- ☒ **C.** Vous faites vite un saut au supermarché pour acheter charcuterie, fromage, baguette, cornichons... Ça fera l'affaire !
- ☐ **D.** Vous cuisinez un énorme bol de houmous fait maison pour régaler vos convives.

14/ Vous venez d'apprendre une bonne nouvelle !

- ☒ **A.** Vous fêtez ça dans votre restaurant italien préféré.
- ☐ **B.** Vous allez à la boulangerie et vous achetez la plus délicieuse des pâtisseries que vous trouvez.
- ☐ **C.** Vous ouvrez une bonne bouteille de champagne avec vos amis/votre conjoint.
- ☐ **D.** Vous cuisinez votre plat préféré pour vous faire plaisir.

15/ C'est dimanche !

- ☐ **A.** Chouette, l'occasion de tester le nouveau restaurant indien qui vient d'ouvrir dans votre quartier !
- ☐ **B.** C'est journée « plaisir » : vous achetez des frites et des nuggets pour toute la famille.
- ☒ **C.** Vous pensez à cuisiner un bon gâteau au chocolat pour toute la famille.
- ☐ **D.** Vous allez dénicher de nouveaux fruits et légumes au marché de votre quartier, votre passe-temps favori du dimanche !

RÉPONSES AU QUIZ

Vous avez une majorité de réponses A :

Bon vivant, vous aimez la malbouffe sous toutes ces formes : des burgers aux pizzas, en passant par les plats industriels cuisinés pour les jours de flemme... Bref, la malbouffe a envahi votre quotidien.
Si vous avez longtemps cru que manger de cette manière serait sans conséquence, vous réalisez petit à petit l'importance de changer tout cela... Mais par quoi commencer quand la malbouffe est si ancrée ? Pas de panique, que vous ayez ce livre entre les mains par hasard ou non, nous allons reprendre ensemble toutes les bases une par une et vous aider à changer la donne progressivement. Avec de la volonté, tout est possible !

Vous avez une majorité de réponses B :

La malbouffe a pris une place importante dans votre alimentation sans que vous le sachiez. Si les fast-foods ne sont peut-être pas votre péché mignon, vous avez tendance à avoir (trop ?) souvent recours aux produits industriels pour vous faciliter la vie au quotidien... au point qu'il vous est difficile de vous en passer. Vous avez besoin de vrais outils et de vraies astuces pour passer à l'action ! Bonne nouvelle, ce livre les détient et vous l'avez entre les mains !

Vous avez une majorité de réponses C :

Vous avez conscience depuis un bout de temps des effets nocifs de la malbouffe. **Vous avez déjà entrepris quelques changements pour manger mieux, notamment en vous tournant, tant bien que mal, vers des alternatives plus saines.** C'est un très bon début. Mais les alternatives que vous choisissez sont-elles vraiment aussi saines que vous le pensez ? Bien que la prise de conscience soit déjà là, ce livre va vous aider à revoir certaines bases et à déceler les erreurs qui peuvent se glisser dans votre quotidien sans que vous le sachiez. Vous êtes sur la bonne voie.

Vous avez une majorité de réponses D :

Votre appétence naturelle pour la cuisine est salvatrice car elle vous permet de limiter significativement votre exposition à la malbouffe. Mais attention, n'oubliez pas qu'elle peut se cacher dans les produits industriels de consommation courante. Quelques conseils sont de rigueur pour mettre à jour vos connaissances, éviter les petites erreurs et poursuivre ce que vous avez bien commencé : la chasse à la malbouffe !

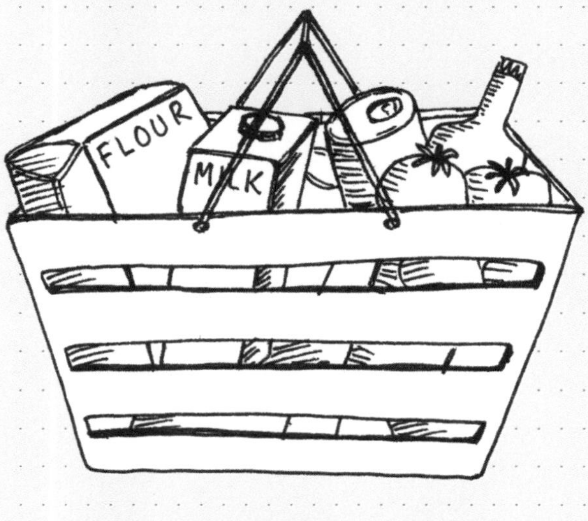

Diagnostic de départ

Avant d'attaquer le programme, faisons le point sur votre état physique. Pour cela, répondez à ces quelques questions le plus précisément possible. Vous pourrez comparer vos réponses avec celles du bilan de fin de programme, et ainsi évaluer l'efficacité de celui-ci sur vos objectifs initiaux !

Symptômes avant démarrage du programme :	Bénéfices que j'aimerais tirer de ce programme :
☒ J'ai du surpoids ☐ Je suis souvent malade ☐ J'ai des problèmes digestifs fréquents (ballonnements, maux de ventre, alternance entre constipation et diarrhée...) ☐ J'ai des maux de tête ☐ J'ai souvent des coups de barre ☐ Je suis souvent fatigué ☒ J'ai souvent des envies de grignotage ☐ J'ai de l'acné ou la peau grasse ☐ J'ai des problèmes d'infertilité ☐ J'ai du diabète ☐ Je fais de l'hypertension ☐ Je suis atteint de maladies cardio-vasculaires ☐ J'ai des prédispositions aux maladies chroniques (un ou plusieurs membres de ma famille sont atteints d'obésité/de diabète/de maladies cardio-vasculaires/de cancers) ☐ Autres symptômes/préoccupations sur votre état physique :	☐ Perdre du poids : Indiquez ici votre poids au démarrage : +/-95 kg ou vos mensurations : Poitrine : .... cm Taille : .... cm Hanches : .... cm ☒ Me sentir mieux dans mon corps ☐ Être en meilleure forme physique ☐ Améliorer mon bien-être digestif ☒ Réduire mes grignotages ☐ Réduire mon acné ou mes problèmes de peau ☒ Améliorer ma santé (glycémie, cholestérol, triglycérides, tension...) ☐ Être moins souvent malade ☐ Être en meilleure forme mentale ☐ Prévenir les maladies (hypertension, maladies cardio-vasculaires, diabète...) ☐ Préserver ma santé sur le long terme ☐ Préparer mon corps à une grossesse ou augmenter mes chances de conception ☒ Manger plus sainement, tout simplement ☐ Autre : ....

Mon alimentation « avant »

Vous avez réalisé le test « Suis-je addict à la malbouffe ? » afin d'avoir un aperçu de votre appétence pour celle-ci au travers de vos réactions en différentes circonstances. Qu'en est-il au niveau alimentaire ? Je vous propose de faire le point sur votre alimentation avant de démarrer ce programme et d'entamer le changement.

Remplissez le tableau ci-dessous avec vos consommations alimentaires détaillées des sept derniers jours avant le début de vos bonnes résolutions. N'oubliez pas de noter les boissons ou encore les grignotages (s'il y en a eu) !

Mon journal alimentaire (AVANT de commencer le programme)

		Petit déjeuner	Collation du matin	Déjeuner	Goûter	Dîner	Grignotages éventuels
J-7	Heure : Lieu du repas : Composition du repas : Boissons :						
J-6	Heure : Lieu du repas : Composition du repas : Boissons :						
J-5	Heure : Lieu du repas : Composition du repas : Boissons :						
J-4	Heure : Lieu du repas : Composition du repas : Boissons :						
J-3	Heure : Lieu du repas : Composition du repas : Boissons :						
J-2	Heure : Lieu du repas : Composition du repas : Boissons :						
J-1	Heure : Lieu du repas : Composition du repas : Boissons :						

Gardez précieusement ce tableau. Nous pourrons en avoir besoin la première semaine du programme ainsi qu'à la fin de ce dernier, pour comparer votre alimentation « avant » et « après » les défis de ce livre.

Ma lettre à la malbouffe

Dernière étape indispensable avant de commencer vos bonnes résolutions : exprimer votre détermination et les motivations qui vous poussent à vous libérer de la malbouffe, au travers d'une lettre écrite.

Vous trouverez ci-dessous un exemple de « lettre à la malbouffe » pré-rédigée que vous pouvez choisir d'utiliser. Vous pouvez également décider de rédiger votre propre lettre sur une feuille blanche. L'important : mettre sur papier votre engagement et votre motivation à changer vos habitudes pour booster vos résultats !

Chère malbouffe,

Tu es présente dans ma vie depuis .... sous la forme de .... ou encore de ....

Bien que tu aies toujours été là pour moi et que tu as pu m'apporter de .... ou encore de .... dans les bons moments comme dans les plus difficiles, le temps est venu de se quitter. C'est décidé.

Tu as profité de ma crédulité pour te faufiler dans mon assiette, parfois même quand je ne m'y attendais pas. Longtemps, j'ai focalisé sur le plaisir que tu me procurais, oubliant pleinement ta composition sournoise, tes intentions cachées, et ce malgré les mises en garde de .... sur notre relation si particulière. Tu deviens toxique, tu entraves mon énergie, tu .... et tu fatigues mon organisme au point de représenter un danger pour ma santé, en particulier pour ....*
Mais désormais, j'ai pris conscience que tu ne m'apportais que des mauvais choses et que tu étais partout, profitant de mes moments de faiblesse pour me faire céder à ta tentation.

Tout cela est désormais terminé : aujourd'hui, j'ai pris la décision de me détacher de toi ! Je sais que cela sera difficile les premières semaines, mais je suis déterminé à me passer de toi, définitivement, et à manger mieux avec l'aide de @DrBonneBouffe et de ce livre !

Adieu, chère malbouffe !

Signé : .... en date du ....

*Vous pouvez mettre ici le nom de votre médecin, votre diététicienne, vos parents qui surveillent votre alimentation depuis votre enfance ou mettre « Dr BonneBouffe » si vous suivez mes articles sur la malbouffe depuis longtemps.

N'hésitez pas à partager votre « lettre à la malbouffe » sur Instagram avec le hashtag #teammalbouffe en me tagguant (@drbonnebouffe ou @1moisprarreterlamalbouffe). C'est toujours amusant et motivant de découvrir et lire les lettres des autres !
En cas de baisse de motivation, n'hésitez pas à relire votre lettre autant de fois que vous le souhaitez pour retrouver la détermination du début !

Quelques conseils avant de démarrer le programme

Ça y est, vous y êtes ! Vous êtes enfin prêt à débuter vos bonnes résolutions : arrêter la malbouffe et manger plus sainement au quotidien ! Un long chemin vous attend d'ici là, mais avant de commencer, voici quelques conseils pour vous préparer et mener correctement les 28 défis qui vont suivre.

1# **Trouver votre partenaire de défi**
Rien de mieux qu'un partenaire pour se motiver mutuellement tout au long des 4 semaines, et s'épauler en cas de baisse de moral ! Parlez du défi à votre entourage, vous trouverez certainement un ami enthousiaste à l'idée de relever le challenge sans malbouffe avec vous.

Notez ici le prénom de votre partenaire de défi : ....

2# **Y aller petit à petit**
Certains défis vous paraîtront plus difficiles que d'autres, c'est pourquoi n'hésitez pas à adapter le rythme selon votre ressenti. Vous pouvez faire un défi par jour ou, à l'inverse, prendre quelques jours pour un défi difficile. Prenez le temps qu'il vous faut et n'oubliez pas : « Rome ne s'est pas construite en un jour... », c'est pareil pour vos nouvelles habitudes alimentaires !

3# **Faire participer votre entourage**
Rien de plus énervant que quelqu'un qui vous propose de vous faire un « gros MacDo® » ou de vous faire livrer « une bonne pizza » en plein programme ! Pour cette raison, n'hésitez pas à parler de votre défi à votre entourage le plus proche. Cela peut être surtout important dans le cas où vous ne vivez pas seul. Si vous avez un partenaire, prévenez-le que vous souhaitez manger plus sainement et impliquez-le dans la réalisation des courses, par exemple. Ce sera peut-être l'occasion de revoir votre alimentation... à plusieurs !

4# **Partager vos résultats**
Parlez de votre progression à votre entourage. Vous pouvez également utiliser les réseaux sociaux pour montrer vos progrès et partager les difficultés au fil de vos journées et des semaines.

5# **Relativiser en cas d'échec**
En cas de craquage ou d'échec d'un des défis proposés dans le programme : pas de panique ! Évitez toute frustration qui pourrait vous démotiver : réessayez simplement le lendemain.

6# **Se féliciter à chaque petit succès**
Enfin, dernière chose à faire systématiquement : vous féliciter à chaque succès ! Vous pouvez également mettre en place un système de récompenses, du moment que celles-ci ne sont pas de la malbouffe !

« On passe à l'attaque ! »

sem 1

Acquérir toutes les bases

Jour 1 : Identifier la malbouffe au sein de son alimentation

Nous allons commencer à analyser votre assiette afin d'identifier les formes de malbouffe les plus présentes. C'est parti !

DÉFI DU JOUR **IDENTIFIER LES PRINCIPALES SOURCES DE MALBOUFFE AU SEIN DE SON ALIMENTATION.**

Exercice : À vous de jouer!
Reprenez votre journal alimentaire de la page 17 et surlignez :

- **en vert :** les repas que vous avez entièrement cuisiné maison et/ou les aliments que vous avez consommé crus;
- **en orange :** les repas à base de plats cuisinés du commerce et/ou composés d'ingrédients prêt-à-consommés;
- **en rouge :** les repas que vous avez mangé au fast-food ou en restauration rapide.

Attention : pour faire cet exercice, il est important de décortiquer un à un chacun des plats que vous avez cuisinés (exemple : vous avez très bien pu utiliser une sauce tomate du commerce pour faire vos spaghettis à la bolognaise maison).

Réponse : Voir «Tout savoir sur l'ennemi» à la page 8.

- Quelle est la couleur qui se retrouve le plus souvent dans votre journal alimentaire?
  ....
- Y a-t-il plusieurs catégories parmi le «rouge» ou le «orange» qui se retrouvent sur une base quotidienne? Si oui, lesquelles? ....
  ....
- Y a-t-il un aliment issu de ces deux catégories qui ressort particulièrement? Si oui, précisez lequel : ....
- Notez ce que vous avez appris sur votre alimentation en faisant cet exercice : ...
  ....

Jour 2 : Faire le ménage dans ses placards/son frigo

La première action à entreprendre lorsque l'on décide d'arrêter la malbouffe c'est de faire le ménage dans sa cuisine et de s'approvisionner en aliments sains. S'il n'y a pas d'aliments «tentation» dans votre frigo ou dans vos placards, vous risquerez moins d'en consommer ! Pour vous aider à faire le tri et à n'avoir sous la main que des ingrédients propices à une alimentation saine, vous trouverez ci-dessous ma liste de courses des «indispensables». N'hésitez pas à la photocopier et à l'emporter avec vous quand vous irez au supermarché !

DÉFI DU JOUR FAIRE LE PLEIN DE BONNES CHOSES DANS SA CUISINE

	À privilégier	À limiter/à éviter
Légumes	• Légumes frais ++++, de préférence de saison • Légumes surgelés (non cuisinés, natures)	• Légumes cuisinés (vendus en barquette, en conserve, en surgelés) • Soupes ou potages industriels
Féculents & Céréales	• Légumineuses +++, séchées ou en conserve (nature) : lentilles, haricots secs, pois chiches,... • Céréales de préférence complètes ou semi-complètes +++ : pâtes au blé complet, nouilles au blé complet, riz complet, quinoa, sarrasin, petit épeautre, millet, boulgour... • Tubercules ++: pommes de terre (purée maison, frites maison), patate douce, panais, rutabaga, topinambour... • Pain de chez le boulanger : de préférence complet, aux céréales ou au levain • Farines, de préférence complète (T150) ou farines anciennes (sarrasin), à privilégier bio autant que possible • Céréales de petit déjeuner : muesli (idéalement sans sucre ajouté), flocons d'avoine ou son d'avoine.	• Tous les féculents cuisinés prêts-à-consommer : pâtes cuisinées, riz cuisiné, lasagnes, pizzas, tartes, quiches, flammekueche, croque-monsieur... • Légumes secs «cuisinés» en conserve ou en barquette • Purées instantanées • Pommes de terre précuites (frites, pommes dauphines, noisettes) • Pains industriels, pains blancs raffinés, pain de mie (complet ou non)
Fruits	• Fruits frais +++, de préférence de saison • Fruits surgelés • Fruits secs (avec modération) • Compote, sans sucre ajouté	• Fruits en conserve (conservés au sirop)
Graines & Oléagineux	• Fruits oléagineux nature, non salés et de préférence non grillés (cacahuètes, noisettes, amandes, pistaches, noix...) • Graines non salées (tournesol, chia, lin, courge, tournesol, sésame...)	• Graines ou oléagineux salés (cacahuètes, amandes, tournesol, autres apéritifs...)
Viandes	• Viandes fraîches nature : à privilégier +++ • Viandes surgelées nature, non cuisinées • Viandes pré-hachées nature (ayant la mention «pure viande» ou «100% pure viande»)	• Viandes cuisinées du commerce, en conserve ou en barquette • Viandes surgelées cuisinées • Viandes hachées hors «100% pure viande» (boulettes de bœuf, haché à l'oignon...) • Viandes transformées (nuggets, cordons bleus, viande panée...)

	À privilégier	À limiter/à éviter
Poissons et fruits de mer	• Poissons frais +++ ou surgelés nature ++, en alternant poisson maigre (cabillaud, colin, merlan, sole...) et poisson gras (saumon, sardines, maquereau, truites...) • Poissons en conserve, nature • Fruits de mer frais ou surgelés	• Poissons salés, type morue (à consommer avec modération) • Poissons cuisinés du commerce et plats à base de poisson, frais ou surgelés (lasagnes au saumon, poissons à la sauce blanche, beignets de poisson...) • Poissons transformés (surimi, poisson pané, nuggets de poisson...)
Œufs	• Œufs frais ou extra-frais (toujours BIO!)	• Œufs qui ne sont pas issus de l'agriculture biologique • Oeufs cuisinés et plats cuisinés à base d'œufs du commerce
Laits, produits laitiers et alternatives végétales	• Jus végétaux ++ nature, sans sucre ajouté («lait» d'amande, jus de soja, jus d'avoine...) ou, à défaut, lait (BIO!) • Yaourts et fromages blancs, natures sans sucre ajouté. • Fromages (avec modération)	
Matières grasses	*Avec modération.* • Huiles végétales au choix : à varier (!) et à choisir selon le mode de cuisson. Veillez à avoir au moins une huile riche en oméga 3 (voir Jour 18). • Beurre, de préférence sans sel • Crème fraîche (15% de matières grasses maximum) ou alternatives végétales : «crème» de coco, «crème» de soja.	• Matières grasses transformées (type margarine, matières végétales à tartiner, etc.) • Mélanges d'huiles.
Herbes, épices et assaisonnements	*À volonté :* • Épices : curry, curcuma, paprika, piment, poivre, anis, cannelle, cumin... • Épices «fraiches» ou séchées, entières : gingembre, curcuma frais, gousses d'ail... • Herbes, fraîches ou séchées : basilic, origan, ciboulette, thym, coriandre... • Légumes aromatiques : oignon, échalote, carottes, navets, poireaux...	*À surveiller :* • Sel (de tous types : y compris sel de céleri, sel d'ail, sel de Guérande, de l'Himalaya, sels allégés...) • Assaisonnements riches en sel (bouillons en cubes, fonds de veau, court bouillons, etc).
Condiments	• Sauces tomates nature («100% tomates») • Vinaigrettes maison *Avec modération :* • Sauce ketchup, moutarde, mayonnaise... • Sauce soja, même allégée. • Cornichons au vinaigre, olives et câpres du commerce (riches en sel)	*À éviter :* Vinaigrettes industrielles Sauces industrielles «élaborées» : sauce burger, sauce barbecue...
Produits sucrés	*Avec modération.* Toujours regarder les étiquettes pour choisir de meilleures alternatives	
Boissons	• Eaux minérales +++, plates ou gazeuses à volonté *En moindre mesure :* • Eaux aromatisées aux extraits naturels, sans sucre ajouté • Jus de fruits ou de légumes, maison • Thé/Café, sans sucre ajouté (avec modération) • Tisanes	• Boissons sucrées ou aux édulcorants, y compris eaux aromatisées • Jus de fruits ou de légumes, industriels • Sodas : Coca Cola®, Orangina®, Schweppes®, Nestea®, Pulco®, Tonic®...

Jour 3 : Mieux comprendre son recours à la malbouffe

Pour ce troisième jour du programme, nous allons travailler sur les raisons qui nous poussent à manger mal. Après avoir identifié à quel moment et pourquoi vous êtes vulnérable, je vous donnerai quelques astuces pour ne plus succomber. Manque de temps, mauvaise organisation ou encore besoin de réconfort... Vous n'aurez plus de fausses excuses !

DÉFI DU JOUR **COMPRENDRE LES RAISONS QUI NOUS POUSSENT À OPTER POUR LA MALBOUFFE**

À VOUS DE JOUER !

Regardez de nouveau votre journal alimentaire de la page 17 et essayez de vous souvenir des raisons qui vous ont poussé à recourir aux aliments que vous avez surligné en orange ou en rouge. Quelle est la raison qui revient le plus souvent ?

....

10 RAISONS QUI NOUS POUSSENT À SUCCOMBER À LA MALBOUFFE

1# « Je n'ai pas le temps de cuisiner »

Problème : manque de temps. Dans nos vies à mille à l'heure, il est normal de ne pas avoir le temps de cuisiner... MAIS avec un peu d'envie et une meilleure organisation, il est tout à fait possible de préparer des assiettes équilibrées et bonnes en peu de temps !

Solutions :

1/Mieux vous organiser (pour ne pas perdre de temps inutilement à chercher que cuisiner ou les bons ingrédients) : voir Jour 22.

2/Toujours avoir sous la main des idées de recettes rapides : pour cela, Internet et les livres de recettes sont une mine d'or ! Une fois la recette validée, notez-la dans votre carnet de recettes ou sur votre frigo. La prochaine fois qu'il faudra cuisiner une recette express, vous n'aurez plus qu'à ressortir votre liste.

2# « J'ai la flemme de cuisiner »

Problème : motivation + mauvaise organisation (oui, oui !). Souvent, l'idée de cuisiner après une longue journée de travail est démotivante et nous pousse à opter pour des plats préparés ou du fast-food. Mais si cuisiner sainement demande (un peu) de temps, une bonne organisation en amont permet de mieux manger, même en cas de fatigue extrême.

Solutions :

1/Lorsque vous savez que vous aurez une journée fatigante ou longue, préparez vos repas en avance. La veille ou lors de votre week-end, pensez à cuisiner une portion supplémentaire – que vous n'aurez plus qu'à mettre au frigo/congélateur et à réchauffer en cas de besoin.

2/Apprenez à cuisiner des plats extra rapides : les salades, les omelettes ou encore les plats façon « wok » demandent 10 à 15 minutes de préparation maximum. Là encore, n'hésitez pas à chercher l'inspiration sur internet ou dans des livres de cuisine spéciales «Recettes express».

3# «Je n'ai plus rien dans mon frigo»

Problème : mauvaise organisation. C'est facile d'opter pour un plat cuisiné ou un fast-food lorsque l'on n'a plus rien dans sa cuisine. Le problème arrive lorsque cela devient trop fréquent.

Solution : planifiez vos repas en avance et faites vos courses pour toute la semaine en amont. Par exemple, tous les lundis ou tous les week-ends. De cette manière, vous pouvez être sûrs d'avoir ce qu'il faut quand il faut pour cuisiner, même à la dernière minute! (Pour aller plus loin : voir conseils du Jour 22).

4# «J'avais trop faim!»

Problème : habitudes alimentaires. Une faim anormale, c'est-à-dire qui est apparue trop tôt dans la journée ou qui est particulièrement intense au point de vous empêcher de l'anticiper, a ses causes.

Solutions :

1/En cas de faim prématurée, n'hésitez pas à préparer une entrée pour soulager votre faim et vous faire patienter jusqu'au repas.

2/Si cette dernière apparaît trop souvent, il est important de se poser les bonnes questions : avez-vous mangé trop léger au repas précédent? Avez-vous mangé trop tôt ou sauté un repas? Revoyez vos habitudes alimentaires en fonction des causes.

5# «J'avais vraiment envie de ça!»

Problème : fausse excuse. Le plaisir est indispensable pour éviter les frustrations alimentaires, cependant il ne peut pas tout le temps excuser vos écarts alimentaires. Vous constatez que vous avez des envies trop fréquentes de *junk food* (exemple : frites, burger...)? Interrogez-vous sur leur pertinence.

Solutions :

1/Si vos envies de fast-food reviennent trop souvent, travaillez dessus de manière à ce qu'elles n'entravent pas votre équilibre alimentaire.

2/Pensez à cuisiner votre malbouffe préférée en version maison. Vous pourrez alors utiliser de meilleurs ingrédients et faire en sorte que votre repas soit plus équilibré. (Pour aller plus loin : voir conseils du Jour 14).

6# «J'ai envie de me faire plaisir pour une occasion spéciale»

Problème : fausse excuse. Il est permis de se faire plaisir par l'alimentation... de temps en temps. Mais le plaisir alimentaire ne peut pas excuser tous vos écarts. De plus, c'est une grave erreur d'utiliser l'alimentation comme récompense. Le risque est de développer un rapport émotionnel qui va encourager la consommation de malbouffe.

Solution : évitez autant que possible d'utiliser l'alimentation comme récompense, en particulier si elle met en jeu de mauvaises habitudes alimentaires. Faites-vous plaisir autrement : en passant du temps avec vos proches ou avec vous-même, en prenant un petit café en terrasse, en vous offrant un nouveau livre (un livre de cuisine, tiens!), en optant pour un soin du visage dans un institut de beauté ou en prenant du temps pour vous à la piscine ou dans un sauna.

7# «J'avais envie de faire plaisir à ma famille/mes enfants»

Problème : fausse excuse. Il existe d'autres façons de faire plaisir à sa famille ou de passer du bon temps avec ses proches, qu'en mangeant mal.

Solutions : trouvez d'autres moyens de faire plaisir à votre famille/vos enfants. Si ces derniers aiment particulièrement les fast-foods, lancez-leur le défi de cuisiner eux-mêmes leur met préféré en version maison! Cela leur permettra de manger mieux tout en passant un bon moment tous ensemble.

8# « C'est mon rituel de lendemain de soirée... »

Problème : mauvaises habitudes alimentaires. Beaucoup de personnes ont des envies de fast-food le lendemain de soirées arrosées. Il y a une explication simple à ça : le manque de sommeil et la prise d'alcool augmentent la sécrétion d'une substance (endocannabinoïde) qui accroît notre désir de manger des aliments qui nous font plaisir [17]. Malheureusement pour nous, ce sont bien souvent les aliments caloriques et gras que l'on affectionne le plus.

Solutions :

1/Boire avec modération est une façon naturelle d'éviter le problème de gueule de bois et de faim intempestive le lendemain. Dormir suffisamment pour mieux récupérer après les excès permet également de limiter l'impact de l'alcool sur notre organisme.

2/Si l'envie de malbouffe apparaît le lendemain de soirée, hydratez-vous correctement et veillez à consommer des aliments rassasiants (féculents +++, protéines) pour éviter les fringales.

9# « Ça me fait du bien au moral ! »

Problème : mauvaise gestion des émotions. Dans notre inconscient, la malbouffe est associée au plaisir. Ce n'est pas pour rien que les envies apparaissent dans les moments où les émotions nous assaillent : en cas de tristesse, d'angoisse, de peur ou de solitude... Travailler sur ces émotions est alors indispensable.

Solutions :

1/Prendre conscience que l'alimentation n'est pas une solution à vos problèmes.

2/En cas de baisse de moral, interrogez-vous sur sa cause. Comment pourriez-vous aller mieux sans noyer vos émotions dans l'alimentation ?

10# « Je n'ai pas de budget pour manger mieux... »

Problème : fausse excuse. Bien que notre budget alimentaire puisse influencer nos choix alimentaires, il n'est pas possible de dire que manger des plats de restauration rapide ou issus du commerce est la seule façon de manger pour « pas cher »... et vous le savez très bien ! Avec de la bonne volonté, vous trouverez de meilleures alternatives pour manger mieux tout en vous faisant plaisir.

Solution : cuisiner maison ! L'une des façons les plus efficaces de gérer son budget tout en mangeant équilibré est de cuisiner autant que possible (voir Jour 14). Préparer soi-même ses repas revient bien moins cher, notamment du fait que les aliments naturels peu transformés sont moins onéreux. Vous pouvez pour le même prix cuisiner de plus grandes quantités, quitte à congeler ou préparer vos Tupperwares® pour le lendemain. Pour limiter les dépenses, veillez à acheter des légumes de saison et locaux (ils sont moins chers) et de cuisiner des repas simples. Une autre astuce est d'aller faire ses courses au marché, les fruits et légumes y sont souvent vendus à 1 euro le kilo à la fermeture. Évitez également de faire vos courses quand vous avez faim (pour n'acheter que ce dont vous avez besoin).

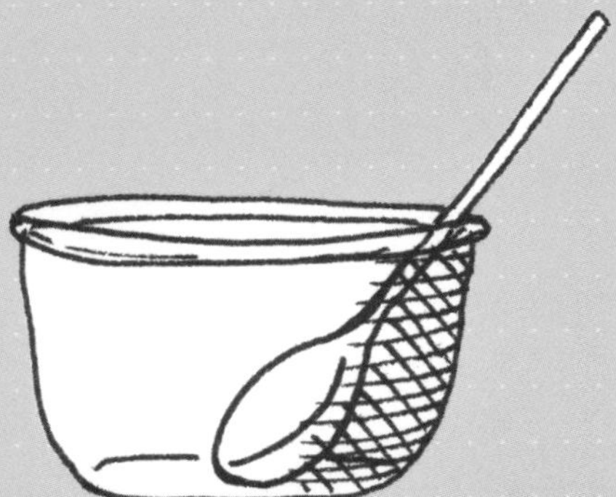

Jour 4 : Changer son petit déjeuner pour commencer la journée du bon pied

Le petit déjeuner est le premier repas après une longue nuit de sommeil : il est décisif pour bien démarrer la journée mais aussi pour nous aider à lutter contre les mauvaises habitudes alimentaires. Pour ces raisons, il fait partie des changements les plus importants à effectuer lorsque l'on décide de manger plus sainement.

DÉFI DU JOUR COMMENCER LA JOURNÉE PAR UN BON PETIT DÉJEUNER

1# **Le petit déjeuner : un allié contre la malbouffe...**
Le petit déjeuner est particulièrement important, car il permet de donner à l'organisme ce qu'il faut pour qu'il puisse fonctionner correctement. Un petit déjeuner non adapté (trop riche en sucre, trop léger ou sauté) est la porte d'entrée aux problèmes de concentration et de fatigue. Cela peut aussi favoriser les grignotages ou encore augmenter l'appétit aux repas suivants.

2# **...pourtant négligé !**
Le petit déjeuner « à la française » pose problème à différents niveaux :

- **Il est déséquilibré, apportant principalement des glucides.** Il peut contenir jusqu'à quatre sources de glucides différentes : pain/céréales, confiture, viennoiseries, jus de fruits... Cela favorise les coups de barre matinaux et entretient notre consommation élevée de glucides.
- **Il est riche en calories, mais peu varié en nutriments.** Les fruits, pourtant intéressants sur le plan nutritionnel, sont omis ou consommés sous forme de jus. La vitamine C, leur principal atout, est détruite pendant l'extraction ou la stérilisation (chauffage à haute température). Les fibres sont également cassées, ce qui fait perdre au fruit son pouvoir rassasiant.
- **Il comporte une majorité d'aliments transformés ou ultra-transformés.** Une étude réalisée par le site LaNutrition.fr a montré que 93 % des aliments du rayon petit déjeuner de notre supermarché sont des aliments ultra-transformés : pain de mie, biscottes, céréales, etc. Ils sont en fait une source de sucres peu rassasiants et qui élèvent rapidement la glycémie.

COMMENT COMPOSER UN PETIT DÉJEUNER SAIN ?

Un petit déjeuner « sain » contient des glucides sans excès, des protéines en quantités raisonnables et des bonnes matières grasses. Il tient également compte de nos apports en fibres (sources de satiété et qui permettent de limiter les pics de glycémie), en vitamines et en minéraux.

Il est difficile d'établir la composition du petit déjeuner « idéal », car il existe de nombreux paramètres à prendre en compte et qui dépendent de chacun de nous : de nos préférences (sucré ou salé), de notre appétit (faible ou élevé le matin), de nos besoins, etc.

BONUS
3 idées de petits déjeuners équilibrés

1# Le bol de céréales

Si les céréales du petit déjeuner jouissent d'une image d'aliment « healthy », la lecture d'étiquettes nous montre que leur composition n'est pas toujours irréprochable. Privilégiez les céréales les moins transformées (les flocons d'avoine, le son d'avoine ou éventuellement les muesli non croquants) et veillez particulièrement aux apports en sucres, qui sont souvent élevés.

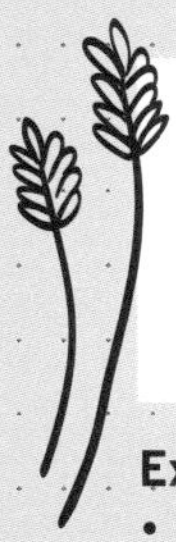

- Céréales → source de glucides (énergie) de magnésium et de fibres
- Produit laitier ou alternative végétale → petite source de protéines et de minéraux variés
- Fruit entier → source de vitamines (principalement de vitamine C) et de fibres
- Boisson sans sucre (eau, thé, tisane...) → hydratation, digestion

Exemple de composition :
- Flocons d'avoine nature ou muesli « sans sucre ajouté »
- 1 yaourt nature (125 g) ou 1 fromage frais (100 g) ou 2 petits-suisses (100 g) ou 1 verre de jus végétal nature sans sucre ajouté (« lait » d'amande, boisson au soja, jus d'avoine... nature : 125 ml)
- Fruits frais, à varier selon les saisons (1 portion de 100 à 150 g selon appétit) ou fruits secs (4 à 5)
- Facultatif : des fruits oléagineux, tels que noix, noisettes, amandes... (1 petite poignée soit environ 25 g)
- Boisson froide ou chaude, sans sucre ajouté

2# Les tartines

- Pain complet → source de glucides (énergie), de protéines et de fibres
- Beurre → source de lipides et de vitamines (A ++, D et E)
- Miel → sucrant naturel, antibactérien et prébiotique (= améliore la flore intestinale)
- Fruit entier → source de vitamines (principalement de vitamine C) et de fibres
- Boisson sans sucre (eau, thé, tisane...) → hydratation, digestion

Exemple de composition :
- Pain aux céréales ou pain complet ou pain au levain (1 à 2 tranches, selon appétit et activité physique)
- Beurre doux (1 à 2 noisettes)
- Miel d'acacia* (1 petite cuillère à café) ou confiture allégée en sucre (1 cuillère à café)
- Fruits frais, à varier selon les saisons (1 portion de 100 à 150 g selon appétit) ou fruits secs (4 à 5 selon appétit)
- Boisson froide ou chaude, sans sucre ajouté

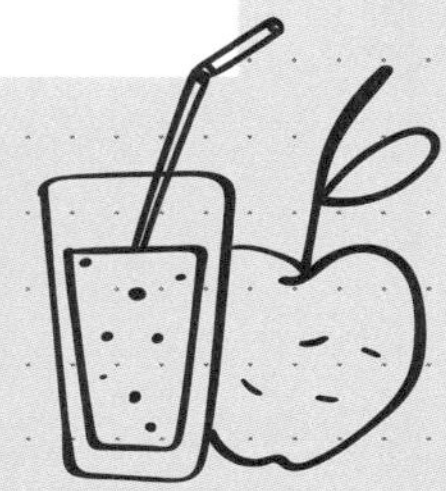

*Le miel issu de fleurs d'acacia (ainsi que les miels de tilleul et de châtaignier) affiche un index glycémique plus bas comparé aux autres miels, ce qui le rend encore plus intéressant.

3# Les petits déjeuners salés

Le petit déjeuner salé présente de nombreux avantages :

- Il est plus équilibré : il apporte moins de glucides, plus de protéines et de bonnes matières grasses (lorsque ces dernières sont bien choisies).
- Il est plus rassasiant, grâce aux protéines et aux lipides connues pour leur effet satiétogène.
- Il n'élève pas drastiquement notre glycémie, de ce fait il ne fatigue pas le pancréas et permet de limiter les coups de barre pendant la matinée.
- L'effet rassasiant lié à la présence de protéines et de matières grasses permet d'éviter les petits creux en matinée et ainsi limiter les grignotages.
- Un repas riche en protéines augmente le niveau de dopamine dans le cerveau, une hormone bénéfique pour stimuler la vigilance et la vivacité.

Ceci dit, tout le monde n'aime pas commencer la journée par un repas salé. N'hésitez pas à essayer pour voir si ce type de petit déjeuner pourrait vous correspondre.

- Pain ou autre féculent → source de glucides (énergie) et de fibres
- Matière grasse → source de lipides et de vitamines
- Légume ou fruit → source de vitamines (principalement de vitamine C) et de fibres
- Facultatif : protéine (ex : œuf) → source de protéines
- Boisson sans sucre (eau, thé, tisane...) → hydratation, digestion

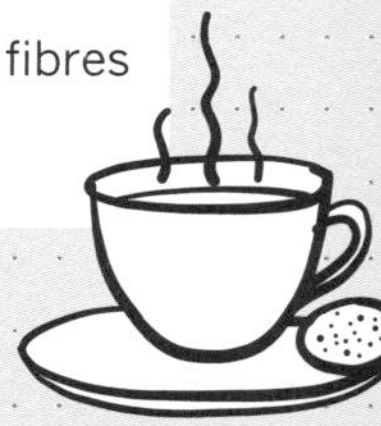

RECETTE L'OMELETTE À LA TOMATE

Ingrédients

- Œuf bio (1)
- Huile d'olive (1 c. à s.)
- Tomates (2 de taille moyenne)
- Sauce Soja (1 c. à s.)
- Ciboulette (à volonté)
- À servir avec du pain complet (1 à 2 tranches) ou du riz, selon vos préférences.
- Poivre

1. Battre l'œuf, l'ajouter sur une poêle chaude préalablement huilée.
2. Une fois cuit, le sortir et le réserver.
3. Sur la même poêle, faire revenir les tomates coupées en morceaux sur feu fort (pas la peine de remettre de l'huile, utilisez la même huile qui a permis de cuire l'œuf).
4. Une fois les tomates réduites, ajouter à nouveau l'œuf cuit avant la sauce soja et la ciboulette ciselée, puis faire revenir rapidement sur feu fort en mélangeant.
5. Assaisonner de poivre et servir tel quel ou avec du pain complet ou un bol de riz (riz basmati, riz thaï ou riz complet).

RECETTE LES TOASTS CROQUANTS

Ingrédients

- Pain complet (2 tranches)
- Roquette (quelques feuilles)
- Radis (1 petite poignée)
- Chèvre frais (1 fine tranche, soit environ 10 g)
- Poivre

1. Faire chauffer les tranches de pain complet dans le grille-pain.
2. Pendant ce temps, laver la salade et les radis.
3. Couper les radis en fines rondelles et les disposer avec la roquette et la tranche de chèvre frais sur les tranches de pain grillées.
4. Parsemer de poivre, c'est prêt !

Recettes à adapter selon les envies... et les saisons !

Jour 5 : Apprendre à composer une assiette équilibrée

Difficile de se libérer de la malbouffe sans avoir de notions de base en nutrition. Aujourd'hui, je vous propose donc un petit rappel des règles de base d'une alimentation saine, afin de manger mieux et vous permettre de savoir composer une assiette équilibrée.

DÉFI DU JOUR SAVOIR COMPOSER UNE ASSIETTE PARFAITEMENT ÉQUILIBRÉE

LES 7 COMPOSANTS D'UNE ASSIETTE PARFAITEMENT ÉQUILIBRÉE

1# **Les légumes +++** : ils constituent la base de notre alimentation. Ils sont peu caloriques et légers, on ne lésine donc pas sur les quantités ! On fait néanmoins attention à leur assaisonnement qui peut les rendre plus lourds. On alterne autant que possible crus et cuits, et on privilégie les légumes de saison (moins chers et plus riches en vitamines et minéraux).

2# **Un peu de féculents... de préférence complets** pour leur richesse en glucides complexes qui apportent de l'énergie. On veillera aux quantités pour éviter un repas indigeste qui favorise les coups de barre. Rappelons qu'en privilégiant les féculents complets, on augmente l'apport en fibres, on se sent rassasié plus facilement, ce qui permet d'éviter les excès.

Quelques idées de féculents : riz complet, pain complet ou aux céréales, boulghour, graines de sarrasin, pâtes au blé complet, pommes de terre, patates douces, lentilles, haricots rouges, fèves...

3# **Des protéines**, en optant autant que possible pour des protéines d'origine végétale.
Une façon simple d'y parvenir est d'insérer plus souvent dans notre assiette les légumes secs. Ils ont beaucoup à nous apporter et manquent malheureusement dans notre alimentation.

Quelques idées de protéines végétales : lentilles, haricots rouges, pois chiches, « steak » de soja, quinoa, tofu...

4# **Des matières grasses** : elles sont aussi une source d'énergie et apportent des nutriments intéressants (vitamine E, A, D, parfois des omegas-3). On veillera à privilégier les matières grasses végétales et à les varier, sans en abuser.

5# **Une source de calcium (facultatif)** : il peut s'agir d'une portion de fromage (en veillant à ne pas dépasser 30 g par jour car ils sont caloriques) ou tout aussi bien de graines oléagineuses (exemple : amandes) qui sont également une source intéressante de calcium.

6# **Le bonus : des herbes et des épices**
On essaie de limiter l'utilisation du sel, déjà trop présent dans notre alimentation, et on fait place aux bonnes choses :
- herbes fraîches : persil, ciboulette, coriandre, basilic, aneth... ;
- épices : curry, curcuma, coriandre, piment... ;
- condiments : cornichons, câpres, tomates séchées, ail mariné, ail frais, échalote, oignons, moutarde...

7# Un fruit, de préférence entier en dessert
Si le repas principal ne nous a pas assez rassasié, c'est l'occasion de manger des fruits. Ces derniers sont riches en fibres, en vitamines (principalement vitamine C) et en antioxydants. On s'assure donc d'en consommer 1 à 2 portions par jour, en privilégiant les fruits entiers, non transformés.
On garde les «desserts» à base de produits sucrés pour des repas occasionnels.

- Légumes → source de fibres, vitamines et minéraux variés, antioxydants protecteurs
- Féculents → source de glucides (énergie), de fibres et de minéraux
- Protéines, de préférence végétales → apport en protéines
- Matière grasse → source de lipides (énergie)
- Fruit → source de vitamines (principalement de vitamine C) et de fibres
- Herbes et épices → antioxydants +++
- Boisson sans sucre (eau, thé, tisane...) → hydratation

QUELLES QUANTITÉS CONSOMMER?

Il est difficile de généraliser les portions, dans la mesure où chacun est différent. Les besoins changent d'un individu à l'autre, selon l'âge, le sexe, l'activité physique, etc. Gardez néanmoins en tête que, pour manger plus sainement au quotidien, il est préférable que votre assiette soit constituée d'une majorité de légumes. Les féculents sont également indispensables, mais en moindre quantité car ils sont plus caloriques. Quant aux protéines, qu'elles soient végétales ou animales, elles doivent représenter la plus petite portion de l'assiette – car nos besoins sont très facilement comblés.

«Assiette 1» **«Assiette 2»** **«Assiette 3»**

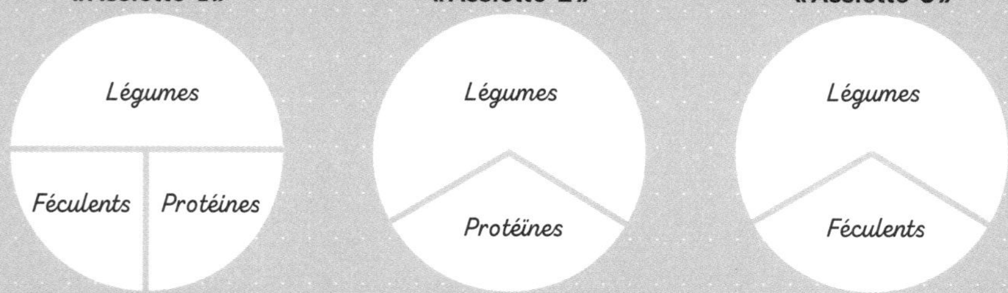

Il arrive parfois que nos assiettes soient déséquilibrées (exemple : lorsque l'on mange un plat à base de féculents, comme des pâtes). Dans ce cas-là, n'hésitez pas à penser aux entrées (à base de crudités) ou aux desserts (à base de légumes) pour équilibrer le tout. Le cas échéant, on se rattrapera au repas suivant, car l'équilibre alimentaire se fait sur plusieurs repas.

Bonus
3 exemples d'assiettes parfaitement équilibrées

Bol express de saumon façon «poke bowl»	Salade composée de pâtes	Chili sin carne voir recette au Jour 20
• **Protéines :** saumon frais (100g environ), cuisson sans matières grasses car c'est un poisson gras : son jus suffit. • **Légumes** (à volonté), exemple : du brocoli à faire revenir une dizaine de minutes avec 1 cuillère à soupe d'huile d'olive (pour la matière grasse) et les épices de votre choix (ail, gingembre...) • **Féculent :** riz complet (selon activité physique et appétit) • **Herbes & épices :** sésame (1 c.à c.) et coriandre (1 poignée), à parsemer au moment de servir!	• **Légumes** : salade fraîche (à volonté) et autres crudités de saison, au choix : tomates, concombre, radis... • **Féculents :** *farfalle*, au blé complet pour la satiété. • **Protéines :** 1 à 2 œufs bio, cuisson : mollet ou œuf dur. • **Matière grasse :** vinaigrette au choix (exemple : huile de noix + moutarde ou vinaigre balsamique) • **Herbes & épices :** ciboulette, échalote...	• **Protéines :** haricots rouges • **Légumes :** maïs, avocat (une moitié), tomates... • **Féculent :** riz ou pain complet en accompagnement (selon activité physique et appétit) • **Matière grasse :** huile d'olive pour la cuisson (1 c. à s.) • **Herbes & épices :** piment, cumin... (à volonté)

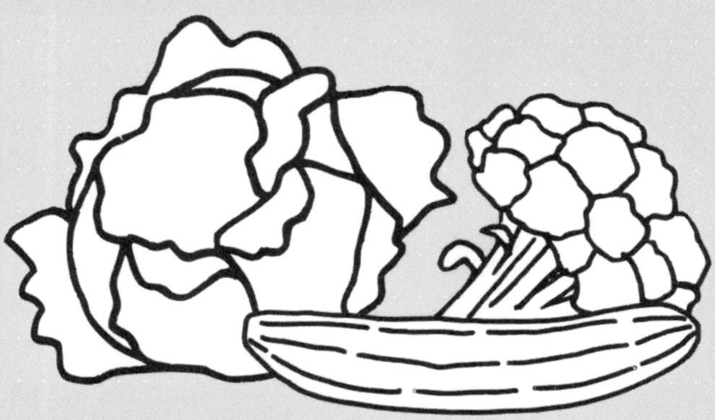

Au secours, je déjeune à l'extérieur !

Maintenant que vous savez comment composer une assiette équilibrée, il vous sera facile de manger mieux lorsque vous prendrez vos repas à l'extérieur. Le secret réside dans le choix des ingrédients, de manière à ce que ces derniers composent au mieux votre assiette.

1# Je mange à la cantine

En général, les cantines d'entreprise proposent des buffets où il est possible de choisir parmi une large sélection d'aliments. Le piège est de succomber trop souvent aux repas « plaisir » : pizza, steak-frites, croque-monsieur... qui plaisent à tous mais ne constituent pas de bons choix au quotidien. Gardez-les pour des occasions exceptionnelles (rappelons que c'est plus sympa de manger ce genre de repas en week-end plutôt qu'au boulot, avec ses collègues, entre deux réunions...). Alors :

- On regarde le menu pour déterminer les options les plus proches d'un repas équilibré.
- On part à la recherche de légumes : crus ou cuits, on s'assure que la portion est généreuse.
- On choisit ensuite une portion de féculents : les cantines ne proposent pas toujours de céréales complètes malheureusement, alors faites au mieux. Contrairement aux légumes, on limite les quantités de féculents de manière à ne pas avoir de coup de barre lié à la digestion, à la reprise du travail.
- On accompagne éventuellement son plat de protéines – selon les choix proposés. On évite autant que possible les fritures et on privilégie si possible les légumineuses. Si votre repas ne contient pas de sources de protéines, on y veillera particulièrement au dîner.
- Enfin, en dessert, on prend un fruit ou un yaourt et le tour est joué !

2# Je mange à la boulangerie

Les boulangeries proposent un large choix de sandwichs, de qualité très variable selon le pain et les ingrédients qui les composent. Si un sandwich peut tout à fait être une bonne alternative, il est important de respecter les mêmes règles que pour un repas complet :

- On privilégie les sandwichs à base de pain complet ou aux céréales, de pain suédois ou encore de pain au levain. Évitez ceux à base de pain industriel, de pain de mie ou de brioche : moins rassasiants et à index glycémique élevé. (Vous aurez donc compris que c'est pour cette raison que je déconseille les sandwichs industriels des supermarchés).
- Exit le sandwich « jambon-fromage », faites le plein de crudités ! Pour cette raison, le célèbre « crudités-thon » est un bon choix.
- Attention aux matières grasses : certains boulangers ont la main lourde sur les sauces (exemple : la mayonnaise), n'hésitez pas à demander à votre boulanger un sandwich plus léger si vous jugez qu'il y a trop de sauce.
- Si on choisit le menu, on détecte les meilleures options. Plutôt que d'opter pour des chips, choisissez des crudités à picorer ou une soupe froide/chaude lorsque c'est possible. Bien évidemment, on prend de l'eau et non du soda ou une autre boisson sucrée.
- Quant au dessert, bien qu'on soit très tenté par les éclairs au chocolat en

vitrine, on les garde pour le plaisir du dimanche et on prend tout simplement un fruit ou une salade de fruits.

Manger des sandwichs tous les midis? Pourquoi pas, si le reste de votre alimentation est moins riche en féculents (un sandwich baguette est composé tout de même d'une demi-baguette). Ceci dit, il serait préférable d'alterner avec d'autres options plus légères. Rappelons que les boulangeries offrent d'autres choix intéressants : les salades (qui ont l'avantage d'être plus fraîches que celles vendues en supermarché) ou encore les quiches (ces dernières peuvent constituer un repas équilibré de temps en temps - une fois par semaine par exemple - à condition de les accompagner de crudités pour alléger le repas).

3# Je mange au restaurant

L'avantage de manger au restaurant le midi, c'est que les plats servis sont frais et se rapprochent d'une cuisine maison. L'inconvénient est souvent le prix, mais heureusement les restaurateurs proposent souvent des menus «spécial déjeuner» à petit prix, pour avoir plus de clientèle. N'hésitez pas à vous renseigner sur les options dans votre quartier.

- On privilégie autant que possible les plats qui se rapprochent le plus d'une assiette équilibrée (idéalement : légumes + féculents + protéines).
- Si vous avez le choix entre le menu «entrée + plat» ou «plat + dessert», optez pour le menu «entrée + plat» pour éviter les tentations.
- On garde les repas «plaisir» (exemple : steak et frites) pour des consommations occasionnelles.
- Si les choix sont limités, n'hésitez pas à demander un bol de salade ou de crudités à la place des féculents, la plupart des restaurateurs sont compréhensifs et accéderont à votre demande.

4# J'ai un micro-ondes sur mon lieu de travail

C'est plutôt une chance, car cela vous permettra de privilégier le fait maison, et donc d'avoir entièrement la main sur ce que vous mangerez! Préparer ses repas en avance nécessite cependant un peu d'organisation. Voici quelques astuces :

- On investit dans de (beaux) Tupperwares®. Cela vous motivera davantage pour les utiliser.
- On ne se fatigue pas à cuisiner beaucoup. Cuisinez simplement de plus grandes quantités. De cette manière, vous aurez toujours des restes à réchauffer au travail.
- On varie les accompagnements. Vous cuisinez un dhal de lentilles? Accompagnez-le de pain aujourd'hui, et de riz pour votre Tupperware® de lendemain.
- On cuisine : vous faites une fondue de poireau? Faites-en une portion supplémentaire! Vous pourrez ainsi mettre le surplus sur une pâte brisée, et hop ça fait une tarte aux poireaux pour le lendemain!

Plus de conseils pour mieux s'organiser au Jour 22.

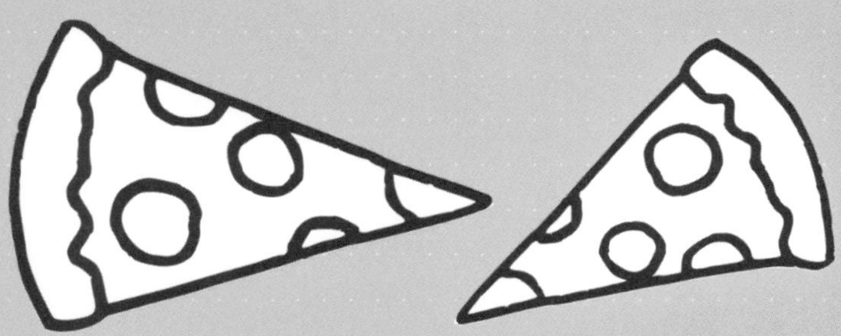

Jour 6 : Se libérer des grignotages intempestifs

Souvent, ce qui nous fait consommer de la malbouffe ce sont les grignotages. Il est donc évident que travailler sur l'origine de ces envies est essentiel pour manger plus sainement. C'est l'objectif du jour !

DÉFI DU JOUR NE PLUS GRIGNOTER ENTRE LES REPAS

10 CONSEILS POUR EN FINIR AVEC LES GRIGNOTAGES

1# Trouvez la cause de vos envies de grignoter
Lorsqu'une envie de grignotage se présente à vous, la première chose à faire est de se poser les bonnes questions. Pourquoi ai-je envie de grignoter? Ai-je faim ou est-ce l'ennui, la gourmandise ou une émotion négative (colère, tristesse...)?
Aidez-vous du tableau ci-dessous pour traquer vos envies de grignotage et mieux les comprendre. Agissez en conséquence.

MON JOURNAL DE GRIGNOTAGES

Lorsqu'une envie de grignoter se présente à vous, observez-vous attentivement, puis rendez-vous ici pour compléter ce tableau :

Date	Heure	Nature du grignotage (sucré ou salé)	Raison du grignotage (faim, ennui, stress ou autre)
Exemple : *Lundi 7/09*	*16h22*	*Salé (fromage : 3 morceaux)*	*Stress* *Cause : surcharge de travail*

2# **Mangez correctement**
Lorsque l'envie de grignotage n'est pas émotionnelle, l'une des principales règles à respecter est de manger « correctement » aux repas. Vous donnerez de cette manière à votre organisme tout ce dont il a besoin pour travailler correctement, et notamment un apport suffisant en fibres, en glucides complexes et en protéines, vous permettant de vous sentir rassasié plus longtemps.

3# **Prenez un bon petit déjeuner**
Manger mieux pour éviter les grignotages implique évidemment de prendre un petit déjeuner adapté. Comme vu au Jour 4, un petit déjeuner sauté ou déséquilibré peut favoriser les petits creux en cours de matinée et donc les grignotages. Si ces derniers persistent, revoyez la composition de ce repas.

4# **Ne sautez pas de repas si vous avez tendance à grignoter**
Sauter un repas nous expose au risque d'avoir l'appétit qui revient à un moment ultérieur – qui n'est souvent pas propice. Résultat : on craque pour ce qu'on a sous la main. Mon conseil : évitez de sauter des repas. Veillez simplement à manger plus léger ou à préparer une collation pour anticiper le retour de la faim.

5# **Faites patienter votre estomac**
Les (vraies) envies de grignotage s'estompent naturellement avec le temps. Une astuce simple pour les déceler est de patienter un peu : buvez un grand verre d'eau et trouvez-vous une occupation pour penser à autre chose.

6# **Optez pour un chewing-gum**
Que faire quand il ne vous reste qu'une toute petite heure à patienter avant le prochain repas ? Non, on ne va pas craquer maintenant ! À la place, prenez un chewing-gum ou un clou de girofle à sucer (excellent coupe-faim naturel !).

7# **Faites une collation**
Parfois, mettre en place une collation entre les repas peut s'avérer nécessaire (surtout pour les personnes très actives ou mangeant très tôt ou à l'inverse très tard). Attention, on ne parle pas de n'importe quelle collation : d'une collation saine, bien évidemment ! Halte aux petits gâteaux caloriques, optez plutôt pour une tartine, un mini-sandwich ou un fruit entier.

8# **Pensez à autre chose**
Quand vous avez envie de grignoter sous le coup des émotions, engagez-vous dans une tâche qui réclame de la concentration : allez marcher, passez un coup de fil, lisez un bon livre ou faîtes le ménage, bref, trouvez-vous une occupation qui vous fera penser à autre chose !

9# **Débarrassez-vous du stress**
On le sait, le stress incite au grignotage. Alors, pour vous détendre en sortant du travail, faites un peu de sport. Accordez-vous 30 minutes pour vous défouler en allant courir, en faisant une balade en vélo ou tout simplement en marchant. Et si vous n'êtes pas adepte du sport, prenez une douche ou relaxez-vous en méditant.

10# **Dormez !**
Saviez-vous qu'un manque de sommeil entraîne une production accrue de ghréline, l'hormone en charge de stimuler l'appétit ? Il causerait également une diminution de la synthèse de leptine, l'hormone de la satiété. Afin d'éviter les petits creux intempestifs, dormez !

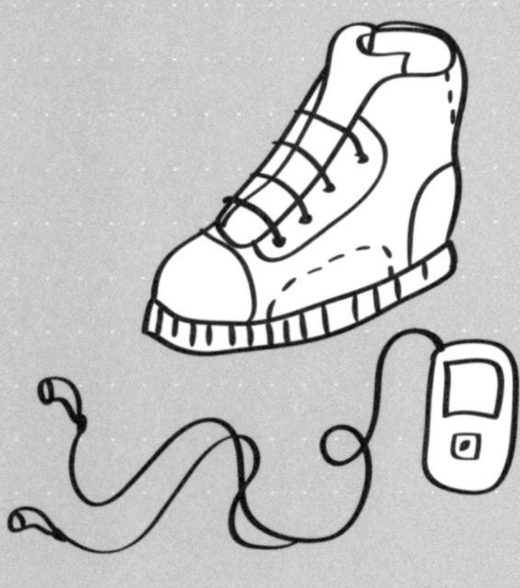

Jour 7 : Diminuer sa consommation de fast-food

Pour finir cette première semaine en beauté, attaquons le sujet que vous attendiez tant : les fast-foods ! Je pense que vous avez désormais toutes les bases pour relever ce qui est le plus gros challenge de cette semaine… (suspense) : réussir à vous passer des fast-foods !

DÉFI DU JOUR **REMPLACER LES FAST-FOODS PAR DES ALTERNATIVES PLUS SAINES**

POURQUOI ÉVITER LES FAST-FOODS?

1# Ils apportent (beaucoup trop) de calories
Les besoins d'un adulte varient entre 2000 et 2500 calories par jour. Un repas pris dans une chaîne de restauration rapide suffit pour combler plus de la moitié de ces besoins ! À titre d'exemple, un simple menu Big Mac (sans dessert) totalise 1157 kcal ! Manger souvent aux fast-foods constitue donc une mauvaise habitude alimentaire en nous exposant à dépasser de manière fréquente nos besoins journaliers.

2# Ils ont peu d'intérêts nutritionnels
Au-delà de leurs apports caloriques élevés, les fast-foods apportent trop de sucres, de graisses et de sel – des nutriments qu'il faudrait au contraire limiter pour protéger notre santé. Ils apportent peu de légumes, une majorité de féculents et de viandes transformées ou servies sous forme de fritures. De plus, ils sont souvent accompagnés de sodas ou de boissons sucrées, qui augmentent encore plus l'apport en calories « vides ».

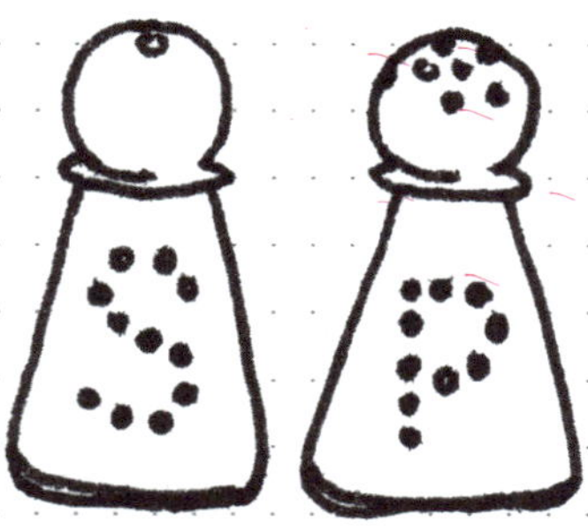

3# Ils contiennent des « faux » aliments
Les fast-foods utilisent des ingrédients de basse qualité. Les viandes sont transformées, recomposées à partir de morceaux de qualité médiocre et contiennent souvent des conservateurs ou exhausteurs de goûts. Les frites sont un mélange de près d'une dizaine d'ingrédients, avec la présence de sucre, d'arômes et de plusieurs additifs controversés. On est bien loin des frites maison et de la viande du boucher !

4# Ils ne rassasient pas
Du fait de ces ingrédients de basse qualité, majoritairement transformés, manger dans les établissements de restauration rapide apporte un faux sentiment de satiété. Les repas sont très vite digérés par notre organisme, ce qui explique la fameuse faim qu'on peut ressentir à peine quelques heures après avoir ingéré le repas.

5# Ils entretiennent l'appétence à la malbouffe
Fréquenter les fast-foods modifie notre perception du goût. En habituant notre palais à des repas trop gras, trop salés, trop sucrés, ils nous éloignent des « bons »

aliments et entretiennent les mauvaises habitudes alimentaires. On sait aussi que la consommation de fast-foods modifie le fonctionnement du cerveau. Selon une étude australienne, elle altère le système d'« autocontrôle » déclenché normalement par les sensations de rassasiement, ce qui expliquerait pourquoi plus on en consomme, plus on a l'envie d'en consommer à nouveau [18]...

COMMENT RÉUSSIR À SE PASSER DES FAST-FOODS ?

1# Remplacez-les par de meilleures alternatives

Pas de panique ! On ne vous demandera pas d'enterrer vos envies contre votre gré et de faire place à la frustration à jamais ! La clé du succès est non pas de bannir, mais de remplacer par de meilleures alternatives :

• **Les (vrais !) restaurants**

Certains restaurateurs consciencieux proposent des options plus saines, à commencer par des ingrédients de bonne qualité, non transformés, qui se rapprochent du fait maison. Une envie de burger ou de pizza ? Bye bye McDonald's® et Pizza Hut® ! Vous payerez certes un peu plus cher au restaurant, mais vous en aurez pour votre argent.

• **Le fait maison**

Cuisinier ses gourmandises préférées est la meilleure façon de faire un pas vers une alimentation plus saine. Pas d'ingrédient mystère ou caché, vous savez précisément ce que vous mangez et vous avez la possibilité de choisir des ingrédients de qualité, de maîtriser les quantités ou encore de mettre en place quelques astuces pour rendre le repas plus léger et plus équilibré ! Vous trouverez dans les pages « BONUS » mes conseils pour vous aider à y parvenir !

2# Déshabituez progressivement votre palais

Laissez le temps au temps ! Selon les études, il faudrait 3 à 4 semaines pour adapter notre palais à de nouvelles saveurs [19]. La durée parfaite pour aller au bout de ce programme ! Si au début, les aliments pourront vous paraître fades, petit à petit vous vous tournerez naturellement vers des aliments moins salés, moins gras, moins sucrés !

À VOUS DE JOUER !

Notez-ci-dessous la fréquence à laquelle vous mangez habituellement aux fast-foods et vos bonnes résolutions :

Je mange aux fast-foods .... fois par semaine/mois/an.

Mon fast-food préféré : ....

Mon challenge : ne pas manger au fast-food pendant .... jours.

Que puis-je faire pour réduire ma consommation ?

1. ....
2. ....
3. ....

N'hésitez pas à relire les excuses du Jour 3 pour vous aider à les contrer et savoir quelles actions mettre en place !

Bilan de la semaine #1

La première semaine du programme est terminée. Place au bilan !

Cochez les objectifs que vous avez atteints :

Objectifs	Objectif complètement atteint	Objectif partiellement atteint	Objectif non atteint
JOUR 1 : Identifier la malbouffe au sein de son alimentation			
JOUR 2 : Faire le plein de bonnes choses dans sa cuisine			
JOUR 3 : Comprendre les raisons qui nous poussent à opter pour la malbouffe			
JOUR 4 : Commencer la journée par un bon petit déjeuner			
JOUR 5 : Savoir composer une assiette parfaitement équilibrée			
JOUR 6 : Ne plus grignoter entre les repas			
JOUR 7 : Diminuer sa consommation de fast-food			

Comment vous sentez-vous en cette fin de semaine?
- Forme physique : (fatigué) 1 – 2 – 3 – 4 – 5 – 6 – 7 – 8 – 9 – 10 (en pleine forme)
- Forme mentale : (agité) 1 – 2 – 3 – 4 – 5 – 6 – 7 – 8 – 9 – 10 (détendu)
- Émotions : (anxieux, énervé) 1 – 2 – 3 – 4 – 5 – 6 – 7 – 8 – 9 – 10 (joyeux, positif)
- Manque ressenti : (aucun) 1 – 2 – 3 – 4 – 5 – 6 – 7 – 8 – 9 – 10 (important)
- Motivation : (peu motivé) 1 – 2 – 3 – 4 – 5 – 6 – 7 – 8 – 9 – 10 (très motivé)

Vos fiertés de la semaine :

Les difficultés éventuellement rencontrées :

Commentaires éventuels sur cette semaine :

DOSSIER SPÉCIAL

Au secours, j'aime la malbouffe !

Au secours, j'aime trop les pâtes !

Les pâtes ne sont pas un mauvais aliment en soi. Le(s) problème(s) réside(nt) dans :

• **La qualité des pâtes :** les pâtes choisies sont la plupart du temps des pâtes raffinées, c'est-à-dire dont les procédés de fabrication ont modifié la structure initiale de l'aliment, ce qui leur fait perdre une partie de leurs éléments nutritifs (fibres, vitamines, minéraux). Cela les rend aussi moins nourrissantes et moins rassasiantes et augmente leur index glycémique. Consommer des pâtes blanches raffinées induit donc un pic important de glycémie qui favorise le stockage des graisses et est à l'origine de ce qu'on appelle une « hypoglycémie réactionnelle » (à l'origine du coup de barre après l'ingestion du repas).

• **Les accompagnements :** souvent, les plats à base de pâtes ne sont pas équilibrés. Ils sont riches en féculents mais contiennent rarement des protéines et/ou des légumes. On les consomme souvent accompagnées de fromage, ce qui enrichit le plat en graisses saturées mais aussi en calories.

• **La gestion des quantités** : consommer un plat à base de pâtes une à deux fois par semaine n'est pas problématique, surtout si notre alimentation est équilibrée par ailleurs.

COMMENT PROFITER DES JOIES DES PÂTES SANS RUINER SA SANTÉ ?

1# Opter pour les pâtes au blé complet
On évite à tout prix les pâtes pré-cuites ou « cuisson en 3 minutes » dont l'index glycémique est particulièrement élevé.
Et, on troque les pâtes blanches par des pâtes au blé complet qui ont plusieurs avantages :

- Elles sont moins raffinées et donc moins transformées. De ce fait, elles contiennent davantage de vitamines, de minéraux et de fibres, ce qui les rend plus rassasiantes et plus nutritives.
- Elles sont plus riches en protéines (rappelons tout de même l'importance de les complémenter avec d'autres protéines, pour ne pas être carencé en lysine).
- Enfin, grâce à leur index glycémique plus bas, elles sont moins hyper-glycémiantes (ce qui est meilleur pour la gestion du poids et le maintien en bonne santé de notre pancréas, en charge de régler les variations de glycémie).

Si voux n'aimez pas les pâtes complètes, pensez aux pâtes aux légumes (aux épinards, aux tomates...) ou aux légumes secs (aux lentilles, aux pois cassés, au quinoa...). Ces dernières sont plus riches en protéines et en fibres, en particulier si elles sont à base de légumes secs, et ont un meilleur index glycémique.

2# Veiller à cuire les pâtes *al dente*
Plus les pâtes cuisent longtemps, plus leur index glycémique s'élève – ce qui nécessite un travail supplémentaire de notre pancréas pour faire redescendre la glycémie. Des pâtes cuites correctement (*al dente*) ont un index glycémique plus faible, ce qui veut dire que le glucose qu'elles renferment sera libéré progressivement dans l'organisme, ce qui fatigue moins le pancréas et génère moins d'effets « coups de barre ».

3# Gérer les fréquences et les quantités

Les pâtes, qu'elles soient blanches ou au blé complet, sont un féculent qui reste raffiné et donc transformé. Ne l'insérons pas dans nos assiettes tous les jours et pensons à varier avec d'autres féculents (de préférence non transformés), comme le riz (plutôt complet), la pomme de terre, la patate douce, le boulgour, le sarrasin, etc.

Côté quantités, on n'hésite pas à peser les pâtes avant de cuisiner pour mieux se rendre compte des quantités consommées. Comptez entre 80 et 100 g de pâtes crues par personne selon l'appétit, le sexe (on peut monter à 120 g pour un homme) et selon qu'il s'agit d'un accompagnement ou d'un plat principal.

4# Bien choisir les accompagnements

Afin d'équilibrer davantage une assiette de pâtes, on suit les règles d'une assiette équilibrée (voir p. 32). On y ajoute des légumes qui manquent souvent à ce moment-là. Par exemple, des légumes aromatiques qui, en plus, donneront du goût (tomates, oignons, carottes, céleri, ail). Le cas échéant, on n'hésite pas à compléter par une entrée ou un dessert riche en fruits ou légumes.

Comme toujours, on n'oublie pas d'équilibrer nos apports sur la journée! Trop de glucides au déjeuner? Privilégiez alors un repas plus léger au dîner.

5# Faire sa sauce maison

Je vous conseille autant que possible de faire vos propres sauces. Les sauces industrielles ont de nombreux inconvénients :

- elles affichent des listes d'ingrédients à rallonge, qui s'éloignent souvent des recettes classiques;
- les ingrédients utilisés sont de pauvre qualité ou indésirables (sel en quantités importantes, conservateurs, arômes, exhausteur de goûts..., parfois sucre!);
- elles apportent des quantités de graisses élevées (l'huile étant un conservateur et un exhausteur de goût);
- lorsqu'elles contiennent des viandes (exemple de la sauce bolognaise), ces dernières sont souvent de mauvaise qualité et d'origine inconnue.

Soyons conscient que les industriels sont poussés à faire des choix afin de réduire les coûts de fabrication des sauces. C'est ainsi qu'on se retrouve avec des sauces «pesto» à base de noix de cajou (moins chères que les véritables pignons de pin) ou encore d'huile de tournesol (moins chère que l'huile d'olive...).

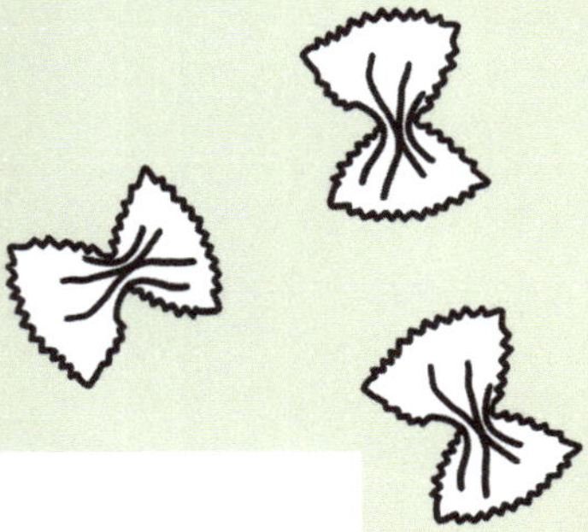

BON À SAVOIR!

Classement moyen des sauces industrielles de la plus calorique à la moins calorique :

1. Sauce pesto verde (404 kcal/100 g)
2. Sauce pesto rosso (305 kcal/100 g)
3. Sauce carbonara (160 kcal/100 g)
4. Sauce au fromage (118 kcal/100 g)
5. Sauce bolognaise (94 kcal/100 g)
6. Sauce aux champignons (90 kcal/100 g)

Les recettes de vos pâtes préférées!

1/ LES SPAGHETTIS À LA BOLOGNAISE MAISON, VERSION VÉGÉTARIENNE AU TOFU (VOIR VERSION CLASSIQUE AU JOUR 14)

J'étais très sceptique à l'idée de remplacer la viande par du tofu mais il se substitue très bien à la viande hachée, grâce à sa texture et son goût neutre. De plus, c'est une excellente façon de réduire notre part de protéines d'origine animale dans notre alimentation.

Ingrédients (pour 1 pers.)

- Spaghettis, de préférence au blé complet (80 g)
- Sauce tomate (200 g)
- Ail (1 gousse)
- Oignon (1/2)
- Carotte (1/2)
- Céleri branche (1 morceau de 15 cm)
- Tofu ferme (50 g)
- Origan, cumin, poivre (à volonté)
- Sel (1 pincée)
- Huile d'olive (1 c. à s.)
- Facultatif : basilic frais (quelques feuilles)

Préparation

- Dans une poêle, chauffer l'huile d'olive et y faire revenir l'oignon coupé finement, l'ail haché, la carotte et le céleri branche coupés en petits dés
- Une fois dorés, ajouter la sauce tomate. Faire cuire 5 minutes.
- Émietter le tofu dans la sauce tomate. Assaisonner d'origan, de cumin, de poivre et ajouter le sel.
- Baisser le feu et laisser mijoter une dizaine de minutes.
- Pendant ce temps, cuire les pâtes dans une grande casserole d'eau bouillante.
- Une fois les pâtes cuites, les ajouter dans la sauce tomate afin de les imprégner.
- Servir chaud avec quelques feuilles de basilic.

***Petite astuce de diététicienne** : on est généreux avec les légumes (les carottes, l'oignon, le céleri...). Et si c'est l'été, on n'hésite pas à ajouter une belle poignée de tomates cerises en fin de cuisson!*

2/ LES PÂTES À LA SAUCE PESTO MAISON

La sauce pesto est la deuxième sauce la plus consommée au monde après la sauce tomate! Voici une recette simple qui vous évitera d'acheter la version industrielle.

Ingrédients (pour 2 pers.)

- Pâtes de préférence au blé complet (160 g)
- Basilic frais (2 bottes)
- Ail (1 grosse gousse ou 2 petites)
- Pignons de pin (30)
- Huile d'olive extra vierge (selon consistance souhaitée)
- Parmesan (60 g)
- Pecorino (60 g)

Préparation :

- Laver le basilic et éplucher l'ail. Râper les fromages.
- Dans un mortier, ajouter le basilic, l'ail et les ⅔ des pignons de pin.
- Écraser le tout à l'aide d'un pilon en ajoutant l'huile d'olive petit à petit en filet. Plus vous mettez d'huile d'olive, plus la sauce sera déliée et liquide.
- Mélanger aux pâtes cuites *al dente*.

***Petite astuce de diététicienne :** on n'hésite pas à accompagner cette recette généreuse par une entrée légère à base de légumes. Exemple : en été, un gaspacho de concombre ou de poivrons, ou une salade de tomates fraîches. En hiver, un potage de potiron pour se réchauffer ou des légumes grillés à l'huile d'olive.*

3/LES SPAGHETTIS À LA CARBONARA MAISON

La sauce carbonara est une recette particulièrement gourmande de par sa composition riche en crème, en fromage, en jaune d'œuf et en pancetta (ou lardons). Difficile de faire une version plus saine sans s'éloigner de la recette originale, alors voici une version un peu moins grasse mais qui conserve son aspect «plaisir».

Ingrédients (pour 1 pers.)

- Spaghettis au blé complet (80g)
- Allumettes de jambon (40g)
- Jaune d'œuf (1)
- Parmesan (30g)
- Poivre

Préparation :

- Sur une poêle chaude, faire fondre les allumettes de jambon (pas besoin de matière grasse ajoutée).
- Pendant ce temps, mélanger le jaune d'œuf avec le parmesan râpé.
- Mettre l'eau à bouillir puis faire cuire les pâtes. Une fois les pâtes cuites, enlever l'eau grossièrement – de manière à ce qu'elles restent encore «mouillées».
- Verser le mélange œuf/parmesan sur les pâtes encore chaudes.
- Mélanger et poivrer, puis servir immédiatement.

Petite astuce de diététicienne : *remplacer la pancetta par des allumettes de jambon (moins grasses) ou, à défaut, de veiller aux quantités (40g max par personne). Deuxième astuce : ne pas mettre de crème fraîche (invention française!). Dans la recette italienne authentique, le jaune d'œuf et le parmesan suffisent pour créer une sauce goûteuse et onctueuse).*

4/ LES PÂTES À LA SAUCE ARRABIATA (SAUCE PIQUANTE) MAISON

Encore un classique de la cuisine italienne facile et rapide à réaliser !

Ingrédients (pour 1 pers.)

- Pâtes de préférence au blé complet (80g)
- Sauce tomate nature (200g)
- Facultatif : tomates cerises fraîches si saison (10-12) ou tomates pelées en conserve (100g).
- Ail (1 gousse)
- Oignon (1/2)
- Purée de piment (1/4 c. à c.)
- Huile d'olive (1 c. à s.)
- Sel (1 pincée)
- Origan, cumin, poivre (à volonté)
- Percorino (20g)
- Ciboulette

Préparation :

- Dans une poêle, chauffer l'huile d'olive et y faire revenir l'oignon coupé finement et l'ail haché.
- Une fois dorés, ajouter la sauce tomate et la purée de piment. Faire cuire 5 minutes.
- Assaisonner d'origan, de cumin, de poivre et ajouter le sel. Ajouter les tomates.
- Baisser le feu et laisser mijoter une dizaine de minutes.
- Pendant ce temps, cuire les pâtes dans une grande casserole d'eau bouillante.
- Une fois les pâtes cuites, les ajouter dans la sauce tomate afin de les imprégner.
- Servir chaud avec le fromage râpé et la ciboulette fraîche.

Petite astuce de diététicienne : *si c'est l'été, on ne se prive pas de rajouter une dizaine de tomates cerises en fin de cuisson pour enrichir la recette de bonnes choses! Autre touche du chef qui peut faire la différence : ajouter une poignée d'herbes fraîches au moment de servir (basilic, ciboulette ou encore persil, selon vos goûts)! Les herbes fraîches sont une mine d'or d'antioxydants et de vitamines précieuses pour notre santé.*

Au secours, j'aime trop les pizzas!

La pizza est l'un des symboles les plus connus de la malbouffe, et pour cause : elle est riche en calories mais aussi en glucides, en graisses (particulièrement saturées!) et en sel.

Pourtant la pizza, la vraie, s'éloigne beaucoup des pizzas popularisées par les établissements de restauration rapide! Pour profiter des joies des pizzas quand on aime ça, il est important de garder en tête qu'il y a «pizza» et «Pizza». Voici un petit tableau récap' pour faire la différence entre les deux!

La pizza des fast-foods	La «vera» pizza italiana de Roberto, le pizzaiolo passionné de votre quartier
• Pizza industrielle = ingrédients souvent de moindre qualité. • Taille et poids des pizzas plus importants, ce qui en fait un repas plus calorique. • Pâte à pizza souvent plus généreuse et plus riche en glucides. Favorise davantage le pic glycémique après le repas («coup de barre» dans l'après-midi ou stockage des glucides en graisses). • Riche en fromages, et donc en graisses, notamment en graisses saturées. • Recettes souvent plus «élaborées» (viandes, merguez, pommes de terre, etc) ce qui alourdit encore plus la pizza.	• Pizza artisanale : ingrédients de meilleure qualité. • Pâte plus fine, ce qui rend la pizza moins calorique. • Composition plus équilibrée avec plus de sauce tomate et moins de fromage : la pizza est moins calorique et moins grasse. • Ajout de quelques ingrédients végétaux (tomates, olives, herbes fraîches...) qui augmentent l'apport en antioxydants.
Points communs : • Teneur en sel élevées • Assez riches en calories.	
= « malbouffe» (à éviter)	**= repas «plaisir» (à limiter en fréquence et en quantité, mais possible au sein d'une alimentation saine, variée et équilibrée)**

Les pizzas du commerce : que valent-elles?
Comme tous les produits industriels, les pizzas (qu'elles soient surgelées ou au rayon frais) ont des compositions très variables d'un fabriquant à l'autre. Certaines peuvent afficher un degré de transformation particulièrement élevé (avec présence d'additifs plus ou moins controversés). D'autres sont moins transformées avec une liste d'ingrédients acceptable. Il reste néanmoins plus intéressant de faire sa pizza maison.

COMMENT PROFITER PLEINEMENT DES PIZZAS SANS RUINER SA SANTÉ?

1# Privilégier les «vraies» pizzas aux pizzas industrielles/des fast-foods
Quitte à vous faire plaisir avec une bonne pizza, je vous recommande de privilégier les «vraies» pizzas des restaurants italiens ou celles faites maison.

2# Bien choisir la garniture
Elle peut contribuer à alléger la pizza ou à l'alourdir. Voici donc un petit palmarès des garnitures les plus/les moins caloriques :

QUELLE GARNITURE CHOISIR POUR UNE PIZZA PLUS LÉGÈRE?

Les garnitures les plus caloriques :	Les garnitures les moins caloriques :
• Pizza raclette ou tartiflette (276 kcal/100 g)	• Pizza aux fruits de mer (200 kcal/100 g)
• Pizza forestière : lardons, oignons et fromage (255 kcal/100 g)	• Pizza royale (205 kcal/100 g)
• Pizza au chorizo (248 kcal/100 g)	• PIzza 4 saisons (211 kcal/100 g)
• Pizza chèvre et lardons (245 kcal/100 g)	• Pizza au jambon (218 kcal/100 g)
• Pizza 4 fromages (244 kcal/100 g)	• Pizza margherita (227 kcal/100 g)

3# Apprendre à gérer les quantités...
Pas besoin de s'enfiler une pizza entière par personne à chaque fois que vous en mangez une. Interrogez d'abord votre appétit du jour. Si vous avez peu ou moyennement faim, vous pourrez préférer une petite pizza ou partager à deux, en complétant le repas par une assiette de crudités en entrée.

4# ...et les fréquences!
Dans tous les cas, gardez en tête que les pizzas, même faites maison, restent des **repas «plaisir»**. Veillez à ne pas en consommer trop souvent!

LA RECETTE DE LA PIZZA MAISON «MOZZARELLA, TOMATES ET BASILIC»

Pour gagner du temps en cuisine, deux options s'offrent à vous :
Option 1 : aller demander à votre restaurant italien préféré ou à votre boulanger de vous mettre de côté une boule de pâte à pizza.
Option 2 : acheter une «pâte à pizza» industrielle de grande surface (en surveillant les étiquettes).

Ingrédients (pour 2 pizzas/ 2 à 4 personnes)
- Deux pâtes à pizza, de préférence fines
- Une sauce tomate maison ou du commerce nature (200 ml)
- Une boule de mozzarella (125 g)
- Des tomates cerises (250 g, on veut la pizza généreuse!)
- Épices : sel (1 pincée), origan séché, poivre
- Des feuilles de basilic frais (1 botte)

Préparation :
- Préchauffer le four à 180 °C.
- Bien étaler les pâtes à pizza puis les napper de sauce tomate.
- Ajouter ensuite le sel, le poivre et l'origan séché (n'hésitez pas à être généreux sur l'origan!)
- Découper ensuite la mozzarella en fines tranches et les disposer sur la pizza.
- Faire pareil avec les tomates cerises, coupées en deux.
- Enfourner 20 à 30 minutes (selon épaisseur de la pâte et la puissance de votre four).
- Servir chaud, parsemé de basilic frais (à ajouter au moment de servir).

Au secours, j'aime trop les burgers!

QU'EST-CE QUI CLOCHE DANS LE BURGER?

La composition du burger en soi n'est pas un problème, car ce dernier peut tout à fait constituer un repas équilibré. Il apporte :

- une portion de protéines - animales ou végétales si le steak est végétarien;
- une portion de féculents (pain);
- une source de calcium (fromage fondu, en quantité raisonnable);
- des légumes, bien que les quantités soient faibles.

Le problème principal des burgers réside plutôt dans la **qualité des ingrédients choisis** (surtout en restauration rapide : pain industriel, peu rassasiant, viande hachée de mauvaise qualité...) et dans **les accompagnements** : boissons sucrées, sauces ou encore frites cuites à la friteuse (qui contribuent à augmenter les apports en mauvaises graisses).
En faisant de meilleurs choix, le burger peut constituer un repas «plaisir» équilibré.

4 CONSEILS POUR PROFITER DES JOIES DES BURGERS

1# Fuir les fast-foods
Les établissements de restauration rapide utilisent des produits transformés et riches en sel pour contrebalancer la perte de goût. Résultat : leurs burgers sont très gras, trop salés, riches en calories et peu rassasiants.
Quitte à vous faire plaisir en mangeant un burger, préférez ceux servis dans les restaurants prônant un fast-food plus «healthy». Les ingrédients utilisés sont plus variés, (exemples : frites de patate douce, salade verte ou salades coleslaw en accompagnement), de meilleure qualité (exemple : viande du boucher) et offrent une bonne qualité nutritionnelle.

2# Faire son burger maison
Faire soi-même ses burgers est une autre façon d'en profiter plus sainement. En effet, vous savez précisément ce que vous mangez! Vous pouvez alors choisir tous les ingrédients et contrôler les quantités. De plus, c'est un moyen sympa de passer du temps en famille.

3# Choisir le bon accompagnement
Le choix de frites en accompagnement n'est pas judicieux car il fait pencher la composition de l'assiette en faveur des féculents. Il vaut mieux opter pour une salade de crudités qui, par ailleurs, permettra d'augmenter la part des légumes dans votre assiette.
Si le burger est votre repas «plaisir» et que vous ne pouvez pas vous passer de frites, on fermera les yeux sur la double source de féculents, on fera simplement attention aux quantités et on veillera à manger plus léger au repas suivant. L'équilibre alimentaire se fait sur plusieurs repas!

4# Attention aux sauces
Pas de burger sans sauce! Pourtant, ces dernières alourdissent considérablement votre burger. Alors, n'ayez pas la main trop lourde et faites les bons choix.

CLASSEMENT DES SAUCES DES PLUS GRASSES AU MOINS GRASSES

1. Sauce mayonnaise (70 g/100 g)
2. Sauce tartare (55 g/100 g)
3. Sauce au poivre (50,3 g/100 g)
4. Sauce béarnaise (44 g/100 g)
5. Sauce américaine (41,8 g/100 g)
6. Sauce burger (33,8 g/100 g)
7. Sauce moutarde (22,8 g/100 g)
8. Sauce au yaourt (6,9 g/100 g)
9. Sauce barbecue (0,55 g/100 g)
10. Sauce ketchup (0,1 g/100 g)

Source : Valeurs moyennes en lipides, Table nutritionnelle des aliments CIQUAL 2017

BURGER AU SAUMON FAIT MAISON

Une recette de burger plus sain et parfaitement équilibré

Ingrédients (pour 1 pers)

- Pain à burger aux céréales (1 pièce)
- Steak de saumon maison (voir recette suivante)
- Mâche fraîche (une petite poignée)
- Oignon rouge (1 rondelle)
- Tomate fraîche (1 rondelle)
- Yaourt à la grecque (2 c. à s.)
- Concombre (un morceau d'1 cm)
- Sel et poivre

Préparation :

- Préparer le steak de saumon, selon les instructions de la recette suivante.
- Préparer la sauce au concombre : pour cela, râper le morceau de concombre dans un bol avec le yaourt grecque, et assaisonner de sel et de poivre.
- Préchauffer le four à 180 °C.
- Lancer la cuisson du steak de saumon et faire chauffer le pain au burger dans le four (10 à 15 minutes à 160 °C).
- Une fois le pain à burger chaud, dresser le burger : ajouter une cuillère à soupe de sauce concombre, déposer le steak de saumon, ajouter les rondelles de tomate et d'oignon rouge, et enfin déposer la mâche.
- Fermer le bun et servir chaud, avec des frites maison (voir recette à la page 74) ou une salade verte.

COMMENT FAIRE DES STEAKS DE SAUMON MAISON POUR VOS BURGERS ?

Découvrez ma recette des steaks de saumon à la ciboulette

Ingrédients (pour 2 steaks)

- Saumon frais cru sans peau (100 g)
- Farine (1 c. à c.)
- Ciboulette (quelques brindilles)
- Œuf (1)
- Sel et poivre

Préparation :

- Couper le filet de saumon en gros dés. Laver et hacher finement la ciboulette.
- Dans un grand bol, battre l'œuf en omelette puis ajouter les dés de saumon ainsi que la ciboulette. Assaisonner de poivre et d'une pincée de sel.
- Former les steaks avec les mains, les recouvrir recto-verso de farine et les laisser reposer au frais (frigo) au minimum 30 minutes.
- Sur une poêle huilée bien chaude, déposer les steaks de saumon puis les faire cuire pendant une dizaine de minutes, en veillant à les retournant à mi-cuisson. Ne pas trop les manipuler pour éviter qu'ils ne cassent.
- Servir chaud !

Au secours, j'aime trop les frites!

Il n'y a pas de mal à aimer les frites bien que, comme toujours, l'excès est à proscrire. La qualité des frites a aussi son importance : ainsi, on ne peut pas mettre dans le même panier des frites industrielles avec des frites faites maison! Faisons le point.

ZOOM SUR LES FRITES DES FAST-FOODS

Les frites vendues en restauration rapide ont une composition qui les éloigne fortement des frites «maison». Si on se penche sur leur composition (par exemple, sur le site web de votre fast-food préféré), vous serez étonné de constater que les frites contiennent parfois près d'une dizaine d'ingrédients ce qui témoigne de leur haut niveau de transformation! On y constate également la présence de sucre, d'arômes, d'additifs et de sel en grandes quantités.

QUE VALENT LES FRITES DES SUPERMARCHÉS?

Les frites vendues en supermarché sont malheureusement tout autant industrielles que les frites des fast-foods, bien qu'il existe de fortes disparités de composition entre les marques (voire même au sein même des marques). La règle d'or : toujours regarder la liste d'ingrédients, comparer les produits entre eux et choisir ceux à la liste d'ingrédients la plus courte possible.

À VOUS DE JOUER!

Voici deux paquets de frites de la même marque. Laquelle choisiriez-vous?

Frites 1	Frites 2
Liste d'ingrédients : pommes de terre (89.5%), huile de tournesol (5,5%), Enrobage (4.5%) : amidon modifié, farine de riz, dextrine, fibre de pois, poudres à lever (E450, E500). Épaississant : gomme xanthane, extrait de curcuma, protéine de pois. Colorant : extrait de paprika.	**Liste d'ingrédients :** pommes de terre (96%), huile de tournesol (4%).

RÉPONSE : Les «frites 2» sont incontestablement meilleures; leur liste d'ingrédients est plus courte et n'inclut ni additif, ni sucre ou arômes.

LES FRITES MAISON : L'ALTERNATIVE LA PLUS SAINE POUR SE FAIRE PLAISIR

Les frites maison sont la garantie que vos frites sont faites à base de pommes de terre et uniquement à base de pommes de terre! Comme toujours, la cuisine maison permet aussi de faire de meilleurs choix et de mettre en place quelques astuces pour ne pas les alourdir :

1# **Privilégier les frites au four.** Elles seront beaucoup moins grasses et donc moins caloriques. Comptez ainsi 135 kcal par portion de 100 grammes contre 295 kcal pour les frites cuites à la friteuse, soit plus du double.

2# **Les parsemer d'herbes et d'épices!** La cuisson au four offre la possibilité d'ajout d'herbes et d'épices pour varier les saveurs et profiter de leurs bienfaits. Voici quelques exemples d'aromates qui se prêtent particulièrement aux frites :

- Piment d'Espelette, paprika, curry, curcuma...
- Origan, herbes de Provence, aneth...

3# **Avec ou sans peau?**
Cuisiner les pommes de terre avec la peau permet d'augmenter nos apports en fibres, d'améliorer la charge glycémique des frites et de les rendre plus croquantes à la cuisson. Cependant, les pommes de terre posent problème au niveau de l'utilisation de pesticides.

- Si vous achetez vos pommes de terre bio, vous pouvez alors sans problème les cuisiner avec la peau.
- Si vous n'achetez pas vos pommes de terre bio, alors je vous recommande de cuisiner vos frites sans peau.

Si vous optez tout de même pour la cuisson à la friteuse, voici 2 règles à respecter :

1# **Bien choisir la matière grasse** en privilégiant les huiles végétales saturées ou mono-insaturées (qui résistent mieux à la cuisson) :

- l'huile de coco (mais chère au prix d'achat);
- l'huile d'arachide (meilleure option selon moi car peu chère et stable à très haute température – 220 °C);
- l'huile de tournesol « oléique » spécial friture (à ne pas confondre avec l'huile de tournesol « classique » qui contient beaucoup plus de graisses insaturées instables)
- l'huile d'olive mais en moindre mesure (elle tolère les hautes températures mais jusqu'à 180 °C).

2# **Ne pas couper les pommes de terre trop finement**. Une étude a démontré que les frites très fines étaient trois fois plus grasses que leurs consœurs plus épaisses. Logique, leur surface de contact plus grandes leur permet de s'imprégner davantage d'huile.

MEMO

Dans tous les cas, qu'elles soient cuisinées au four ou à la friteuse, on veille bien sûr aux quantités et à la fréquence, et à les intégrer au sein d'une assiette équilibrée.

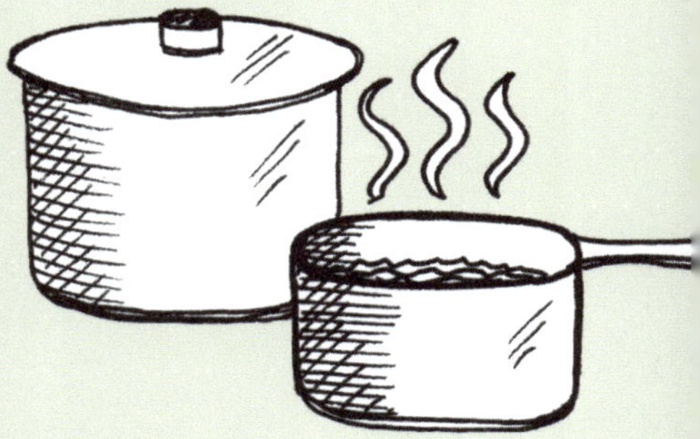

Au secours, j'aime trop les kebabs!

QU'EST-CE QUI POSE PROBLÈME DANS LE KEBAB?

1# **Le Kebab est très calorique**. Avec environ 1200 calories par kebab (sans boisson), il couvre facilement près de la moitié de nos besoins énergétiques journaliers!

COMBIEN DE CALORIES DANS UN KEBAB?

- Le **pain** contiendrait environ 400 calories.
- La **sauce** (mayonnaise, harissa, sauce blanche) environ 100 calories (comptez plus si vous avez tendance à abuser des sauces).
- Environ 300 kcal pour la **viande**.
- 50 kcal pour les petits **légumes** (salade, tomate, oignons).
- Et enfin 400 calories pour les **frites**!

2# **Le kebab est aussi gras**, très gras, et ce pour plusieurs raisons :

- la viande de mouton ou d'agneau qui la compose est réputée pour être l'une des viandes les plus riches en graisses;
- les frites sont cuites à la friteuse baignées dans l'huile plusieurs fois pour être prêtes à être servies lorsque le client arrive;
- les sauces (mayonnaise, ketchup, samouraï...) sont servies en portions généreuses.

Ces 3 aliments sont des sources de graisses saturées, aux effets particulièrement nocifs pour notre système cardio-vasculaire.

3# **Il est riche en sel**. Selon une étude réalisée en Angleterre, un kebab moyen contiendrait en moyenne 5,9 g de sel [20], soit environ 98 % des recommandations en sel journalières fixées par l'OMS!

4# **Des problèmes fréquents de traçabilité de la viande**. Selon la même étude, 35,1 % des 323 échantillons recueillis contenait une composition de viande différente de celle indiquée sur l'étiquette du fabricant [21]! Souvent il s'agit de viande de mouton remplacée par de la viande de bœuf (14,9 %) ou par de la viande de poulet (12.1 %).

QUELQUES CONSEILS POUR LIMITER LA CASSE

1# **Évitez de cumuler trop de féculents**. Si possible, choisissez entre le pain ou les frites. Certains kebabistes proposent en effet des «assiettes kebab» (sans pain). Si vous n'arrivez pas à vous passer des deux, limitez la portion de frites.

2# **Augmentez la part des légumes** en acceptant volontiers le combo «salade – tomates – oignons». Vous pouvez aussi remplacer les frites par une salade coleslaw ou des crudités. Dans le cas contraire, pensez aux légumes au prochain repas pour équilibrer vos apports sur la journée.

3# **Privilégiez les kebabs aux viandes blanches (poulet)** ou éventuellement à la viande de bœuf.

4# **N'ayez pas la main trop lourde sur les sauces**. Prenez juste ce qu'il faut!

5# **Évitez de rajouter du sel supplémentaire sur les frites ou sur le kebab**, et si vous avez des problèmes d'hypertension ou de maladies cardio-vasculaires, privilégiez le kebab fait maison.

Au secours, j'aime trop le fromage!

Pour beaucoup de Français, «un repas sans fromage c'est comme une journée sans soleil»! Il n'y a pas de doute : le fromage est l'un des aliments les plus emblématiques de notre alimentation. Mais en consommer n'est pas synonyme de santé pour autant...

OÙ EST LE PROBLÈME ?

Le fromage est riche en calcium, en protéines et contient très peu, voire pas du tout de lactose, étant dégradé pendant l'affinage.

Les bémols :

- **il est riche en matières grasses et donc calorique** : un seul petit morceau de 30g apporte en moyenne 100 kcal;
- **il est une source importante de sel** : un morceau de 30g apporte près d'un demi-gramme de sel, sans compter le sel contenu dans le pain qui l'accompagne;
- **il est fabriqué à partir de lait de vache** dont l'exploitation intensive ces dernières décennies a entraîné une remise en question de la qualité du lait (utilisation massive d'antibiotiques notamment).

COMMENT ALLIER FROMAGE ET SANTÉ

1# Limitez-vous à une portion par jour
Le fromage est un aliment «plaisir» à consommer avec modération, tant au niveau des quantités que de la fréquence. Les diététiciens ont établi la portion recommandée par jour à 30g environ, ce qui équivaut à environ 1/8e de camembert.

2# Privilégiez la qualité à la quantité
Choisissez les fromages issus de petits producteurs et de production «bio», dont la réglementation est plus stricte. Achetez votre fromage au marché : c'est le lieu idéal pour trouver des petits producteurs soucieux de la qualité du fromage mais aussi du bien-être de leurs bêtes.

3# Surveillez votre consommation de produits laitiers de manière générale (voir ci-dessous).

ZOOM SUR LES PRODUITS LAITIERS

Longtemps considérés comme la meilleure source de calcium, on sait désormais que les produits laitiers augmentent les risques de cancer, notamment de cancer colorectal.

Cela explique pourquoi les recommandations nutritionnelles en matière de consommation de produits laitiers ont été revues à la baisse l'année dernière à l'étranger, mais aussi en France. Alors qu'il était jusqu'à présent recommandé d'en consommer 3 à 4 par jour, le PNNS (le Programme Nationale Nutrition Santé qui recense les principaux conseils nutritionnels à destination de la population française) recommande désormais 2 produits laitiers par jour au maximum.

Au secours, j'aime trop la charcuterie!

Autre plaisir des Français : la charcuterie. Si elle est une source de protéines (en moyenne 19,6 g/100 g), de fer et de zinc, sa consommation apporte aussi des risques santé.

QU'EST-CE QUI POSE PROBLÈME DANS LA CHARCUTERIE ?

- Les charcuteries sont une **source importante de graisses** (17,6 g/100 g), **principalement saturées** (6,77/100 g).
- Elles contiennent une **quantité importante de sel (2,5 g/100 g)**.
- Ce sont des **viandes transformées.**
- Leur composition affiche un grand nombre d'ingrédients et notamment d'**additifs** aux effets controversés. Un des plus connus : les **nitrites** (incriminés pour leur action cancérogène).

MES RECOMMANDATIONS

1# La charcuterie : un plaisir controversé
La consommation de charcuterie est associée à un risque de cancer plus élevé (de l'estomac, du côlon ou encore de la prostate). Le CIRC (Centre International de Recherche sur le Cancer) a d'ailleurs officiellement rangé la viande transformée et la charcuterie dans la catégorie « cancérogènes » pour l'homme [22]. Pour cette raison, je recommande à mes patients de limiter leur consommation.

2# Privilégier la qualité à la quantité
Consommez-la occasionnellement **1 à 2 fois par semaine maximum** (soit environ 80 g par semaine) et suivez les conseils suivants :

- Fuyez les charcuteries pré-assaisonnées (ex : saucisses aux épices), qui cachent souvent une moindre qualité ou une moindre fraîcheur.
- Regardez toujours les étiquettes.
- Tournez-vous vers les produits à la liste d'ingrédients la plus courte possible.
- Si possible, préférez les charcuteries bio (plus exigeants sur l'utilisation d'additifs).
- **Évitez impérativement les charcuteries qui contiennent des nitrites.** Attention : les produits bio peuvent aussi en contenir !

3# Limiter les quantités
Une portion raisonnable de charcuterie serait de 40 g, soit :
1 tranche de jambon = 4 tranches de saucisson = 40 g de rillettes.

C'EST L'HEURE DE L'APÉRO !

Si vous êtes invité à prendre une planche de charcuterie entre amis, il est évident que votre quota pour la semaine sera certainement dépassé.
Je vous invite autant que possible à remplacer la charcuterie par du jambon cuit découenné (moins gras) ou du blanc de dinde/de poulet à mariner et à présenter sous forme de brochettes. C'est plus sain et tout aussi convivial.

Au secours, j'aime trop les boissons sucrées !

Les boissons sucrées sont particulièrement problématiques chez les enfants et les adolescents, bien que leurs conséquences soient également non négligeables chez l'adulte.

OÙ EST LE PROBLÈME ?

Un petit verre de soda (125 ml) contient l'équivalent de 2 carrés de sucre (soit 10 g de sucre environ). La plupart des boissons sucrées sont vendues sous forme de canette de 330 ml : comptez ainsi 28 g de sucre présents dans ce format, soit 5 à 6 carrés de sucre par portion !

COMMENT DIMINUER SA CONSOMMATION DE BOISSONS SUCRÉES ?

1# Se fixer des limites

Dans un premier temps, l'idéal serait de se rapprocher d'une quantité jugée raisonnable, à savoir 1 petit verre de 125 ml par jour.

2# Réduire progressivement

Comme toute bonne résolution, il est préférable de réduire progressivement pour éviter la frustration. N'hésitez pas à utiliser le tableau du Jour 27, pour établir votre stratégie de réduction pour les prochaines semaines !

3# Trouver d'autres alternatives pour la transition

Réduire : OK, mais par quoi remplacer votre soda préféré pour éviter toute frustration ?

- L'eau citronnée : elle stimule le système immunitaire grâce à sa richesse en vitamine C et possède des propriétés « détoxifiantes ».
- L'eau aromatisée à la menthe permet de diminuer les grignotages entre les repas.
- L'eau aromatisée à la cannelle : la cannelle est connue pour freiner les envies sucrées.
- Les eaux aromatisées aux fruits : elles sont un excellent moyen de s'hydrater et d'atteindre son quota des 1,5 litre d'eau par jour tout en se faisant plaisir ! Privilégier autant que possible les eaux aromatisées sans sucre (aux extraits naturels).
- Les smoothies : ils sont une source de sucres, certes, mais lorsqu'ils sont sans sucre ajouté et faits maison, ils nous font bénéficier de leurs saveurs sucrées naturelles et des bienfaits d'une portion de fruits.

4# Dire non aux canettes

Les canettes ont une contenance de 330 ml, soit l'équivalent de près de 3 verres. Autre inconvénient : on ne peut pas les refermer pour les finir plus tard. Résultat : on boit plus, pour éviter de gaspiller.

5# Apprendre à quantifier

Autre astuce pour réduire votre consommation : ne buvez pas directement dans la bouteille. Servez-vous dans un verre (un petit verre de 125 ml, pas les verres XXL !) puis rangez la bouteille au frigo.

Au secours, j'aime trop le Nutella® !

La pâte à tartiner la plus connue au monde ne fait pas l'unanimité auprès des diététiciens et nutritionnistes. Et pour cause, cette dernière est riche en sucre (56,8 g/100 g, soit plus de la moitié de la composition) et en huile. Ces deux ingrédients lui confèrent très peu d'intérêts nutritionnels. Les noisettes, qui devraient en principe être le principal ingrédient d'une pâte à tartiner, ne représentent que 13% de sa composition (21,4% si on prend en compte le cacao). Il est important de rappeler que le problème ne concerne pas uniquement la célèbre pâte à tartiner Nutella®, mais aussi ses concurrentes (la liste est longue : Milka®, Ovomaltine®, Spéculoos Lotus®...)

Si vous voulez vous faire plaisir (de temps en temps, bien sûr!), voici quelques conseils de base :

1# Bien choisir sa pâte à tartiner

C'est la règle n° 1! En analysant les listes d'ingrédients des différentes pâtes à tartiner de votre supermarché, vous pourrez vous rendre compte que choisir une pâte à tartiner ayant une meilleure composition est très facile! Voici les points à vérifier sur l'étiquette pour faire le bon choix :

- On s'assure que le sucre n'est pas l'ingrédient principal.
- On part à la chasse aux noisettes, en choisissant les pâtes à tartiner avec la plus grande teneur en noisettes.
- On privilégie les pâtes à tartiner avec une liste d'ingrédients simple et courte, notamment en évitant les ingrédients qui ne figurent pas dans nos cuisines.

Les meilleures pâtes à tartiner se trouvent souvent au rayon bio et les différences de prix sont souvent minimes!

2# Surveiller les quantités

On évite de manger le pot entier à la cuillère et on se fixe des limites. Par exemple, une cuillère à café maximum (soit 15 g = 80 kcal environ) par jour.

3# Veiller aux accompagnements

On veille également aux accompagnements. On évite le pain de mie ou le pain brioché (source de sucres cachés et affichant un index glycémique élevé) et on choisit du bon pain, de préférence complet ou aux céréales.

4# Essayer de meilleures alternatives

Si vous n'arrivez pas à vous passer d'un accompagnement «sucré» au petit déjeuner, essayez d'alterner avec d'autres alternatives :

- **le miel :** contrairement aux autres sucrants, il est naturel et contient des propriétés antibactériennes et prébiotiques;
- **la purée de cacahuètes ou le beurre de cacahuètes :** deux belles sources de protéines végétales (22,2 g/100 g en moyenne);
- **du chocolat noir** : riche en magnésium anti-stress et anti-fringale, à faire fondre sur du pain grillé par exemple.

5# Faire sa pâte à tartiner maison

Bien sûr, l'assurance de faire le bon choix est encore de faire soi-même sa pâte à tartiner! Outre la satisfaction du fait maison, vous êtes certain de pouvoir contrôler la quantité de sucres et de matières grasses.

sem 2

Réduire la malbouffe issue des produits industriels

Jour 8 : Apprendre à différencier les produits bruts des produits industriels

Cette semaine, on s'attaque tout particulièrement aux produits industriels. Selon les études réalisées, ils représentent environ 80 % de nos dépenses alimentaires [23] ! Bien que destinés à nous faciliter la vie, ils nous exposent aujourd'hui à une « nouvelle » forme de malbouffe.

DÉFI DU JOUR SAVOIR FAIRE LA DIFFÉRENCE ENTRE INDUSTRIEL ET BRUT

Qu'est-ce qu'un produit brut ?	**Qu'est-ce qu'un produit industriel ?**
Un produit brut est un **aliment qui n'a subi aucune modification ni aucun ajout** et qui est donc vendu sous son état naturel.	Un produit industriel est un **produit alimentaire conditionné** par l'industrie agroalimentaire, vendu dans un emballage et **constitué d'un ou plusieurs aliments qui ont subi des modifications** diverses les éloignant de leur composition et structures d'origine.
Exemples : • Une pomme • Une tomate • Du riz • Des œufs	Exemples : • Un jus de pomme embouteillé • Une sauce tomate en conserve • Des oignons surgelés • Des pâtes • Du saumon fumé • Des cacahuètes grillées et salées

À VOUS DE JOUER !

Listez ci-dessous ce que vous avez mangé hier. Comptez le nombre de produits industriels et de produits bruts qui apparaissent. Que vous inspire ce chiffre ?

		Petit déjeuner	**Déjeuner**	**Dîner**	**Grignotages éventuels**
Date :	**Composition du repas :** **Boissons :**				

Nombre de produits « industriels » : ....

Nombre de produits « bruts » : ....

Jour 9 : Prendre conscience de la place des produits industriels au sein de son alimentation

Les produits industriels ont des avantages. Ils nous permettent de profiter des joies d'une sauce tomate en hiver, ou de cuisiner des pois chiches sans devoir les tremper toute une nuit. Mais il convient de s'assurer que leur présence n'est pas excessive ou trop fréquente.

DÉFI DU JOUR **CONNAÎTRE LES IMPACTS SANTÉ D'UNE CONSOMMATION EXCESSIVE DE PRODUITS INDUSTRIELS**

POURQUOI FAUT-IL RÉDUIRE SA CONSOMMATION DE PRODUITS INDUSTRIELS ?

1# **Leur qualité est extrêmement variable** pour faire baisser les coûts de production.

2# **Ils sont souvent pauvres en vitamines, en minéraux ou en antioxydants protecteurs**, détruits lors du processus de transformation des aliments.

3# **Ils contiennent moins de fibres**, déstructurées par les multiples manipulations. Résultat : les produits sont moins rassasiants, plus rapidement digérés, ce qui augmente leur capacité à faire grimper la glycémie de manière excessive.

4# **Leur consommation se fait au détriment d'aliments « santé »**, comme les fruits et légumes par exemple, qui se retrouvent beaucoup moins souvent dans nos assiettes [24].

5# **Ils sont la plupart du temps excessivement riches en sel, en sucres ajoutés et en graisses, utilisés comme exhausteurs de goût ou conservateurs**.

6# **Rapides et faciles à préparer, ils nous poussent souvent à manger par réflexe.**

7# **Ils nous exposent à une quantité non négligeable d'additifs, majoritairement de synthèse,** aux effets sur la santé encore peu connus à long terme.

8# **Ils peuvent être une source d'OGM** dont la présence n'est pas systématiquement affichée.

9# **Ils manquent de traçabilité ou de transparence** quant aux origines des produits.

10# **Ils sont la plupart du temps produits selon un modèle de production intensif** aux impacts environnementaux négatifs.

À VOUS DE JOUER !

Que pourriez-vous faire pour réduire votre consommation de produits industriels ?

....

....

....

....

....

Jour 10 : Reconnaître le niveau de transformation d'un produit industriel

Alors que certains produits industriels sont fabriqués (presque) comme à la maison, d'autres relèvent plutôt de procédés chimiques...

DÉFI DU JOUR CONNAÎTRE LES DIFFÉRENTS NIVEAUX DE TRANSFORMATION DES ALIMENTS POUR MIEUX CHOISIR

LA TRANSFORMATION, C'EST QUOI ?

La transformation alimentaire c'est l'ensemble des étapes de production que subit un produit alimentaire avant d'être mis en vente [25]. On en distingue deux types :

- les étapes de préparation qui ne modifient pas l'aliment. Exemples : le conditionnement (trier, laver, emballer l'aliment brut) ou la conservation (congeler, fumer, mettre en conserve...) ;
- les étapes de **fabrication qui** consistent à créer un nouveau produit à partir de l'aliment brut, en y ajoutant d'autres ingrédients. Exemples : fabrication de fromage à partir de lait, de pain à partir de farine, etc.

POURQUOI PRIVILÉGIER LES ALIMENTS LES MOINS TRANSFORMÉS POSSIBLE ?

Un aliment, dès lors qu'il est transformé, voit sa structure ou « matrice » modifiée. Prenons l'exemple d'une pomme. Cette dernière est ronde et solide. Lorsqu'elle est transformée en jus, la composition nutritionnelle est inchangée mais la matrice de notre pomme a été détruite : les fibres sont cassées, libérant ainsi tous les nutriments (vitamines, minéraux...) dans le jus. Résultat : l'aliment modifié n'a plus les mêmes effets sur notre organisme [26]. Voici ce qui change :

1# Un temps de digestion accéléré

Ce qui provoque :

- **Un index glycémique plus élevé.** Les aliments riches en glucides vont provoquer un pic de glucose important, forçant notre pancréas à libérer beaucoup d'insuline pour contrer l'hyperglycémie. Rappelons que l'insuline est l'hormone qui permet de maintenir la glycémie, mais elle est aussi en charge de transformer le surplus de sucres en graisses. Trop de pics d'insuline favorisent donc la prise de poids en plus de fatiguer le pancréas à long terme (ce qui peut favoriser l'apparition de diabète).
- **Une assimilation moindre des vitamines et minéraux.** Les études sur le sujet ne sont pas nombreuses, néanmoins il s'avère que la libération plus rapide des nutriments dans le sang empêche notre organisme de les absorber correctement [27].

2# Un sentiment de satiété réduit

La matrice joue aussi un rôle crucial sur la satiété. Un aliment solide (ex : une pomme) est plus rassasiant qu'un aliment visqueux ou semi-solide (ex : compote de pomme) ou encore liquide (ex : jus de pomme), notamment parce qu'il favorise la mastication qui entraîne la sécrétion des hormones responsables de la satiété.

3# Une teneur moindre en nutriments protecteurs

Les antioxydants sont des nutriments liés aux fibres qui ont la capacité de protéger notre organisme des radicaux libres (substances qui agressent nos cellules et favorise le développement de maladies). En modifiant la structure d'un aliment, on altère les fibres et, par conséquence, leur teneur en antioxydants.

Pomme **Aliment brut, non transformé**	**Jus de pomme** **Aliment transformé**
• Assimilation plus lente des vitamines, minéraux, du glucose • Index glycémique moins élevé (35) • Fibres conservées • Satiété +++ • Teneur élevée en antioxydants • Durée de conservation plus longue	• Assimilation plus rapide des vitamines, minéraux, du glucose • Index glycémique plus élevé (44) • Teneur en fibres altérée • Satiété • Teneur moindre en vitamine C (vitamine sensible qui se dégrade au contact de l'oxygène) • Teneur moindre en antioxydants • Durée de conservation courte

LES DIFFÉRENTS NIVEAUX DE TRANSFORMATION

Degré de transformation	Définition	Avantages/ Inconvénients	Exemples	
Aliments non transformés	Aliments bruts n'ayant subi aucune modification ni aucun ajout d'ingrédient	• Ils conservent toutes leurs propriétés nutritionnelles	• Des grains de café entiers • Des grains de blé • Une tomate fraîche crue • Du poisson frais	**À privilégier autant que possible**
Aliments peu transformés	Aliments obtenus à partir de transformations assez simples (cuisson, découpage, broyage, raffinage, mixage...) sans ajout de substances à l'aliment original	• Les propriétés nutritionnelles sont peu modifiées • L'aliment a subi des modifications qui facilitent sa consommation	• Grains de café moulus • Farine (=grains de blé broyés) • Purée de tomate • Poisson vendu pré-coupé	**À privilégier (à défaut de pouvoir consommer des aliments non transformés)**

Degré de transformation	Définition	Avantages/ Inconvénients	Exemples	
Aliments transformés	« Aliments » constitués de plusieurs ingrédients assez simples et ayant subi une transformation industrielle basique	• Qualité nutritionnelle moindre • Peuvent contenir des additifs et des ingrédients indésirables (sel, sucre, matières grasses…)	• Café au lait, en poudre • Du pain ou une baguette • Sauce tomate ou jus de tomate • Poisson pané	**À consommer sans excès Vérifier l'étiquetage nutritionnel pour mieux choisir**
Aliments ultra-transformés	« Aliments » réalisés à partir de 5 ingrédients ou plus, dans le cadre d'une transformation industrielle complexe	• Qualité nutritionnelle fortement altérée • Contiennent un grand nombre d'additifs • Riche en sel, sucre et/ou matières grasses	• Café au lait en poudre instantané, saveurs cappuccino • Du pain de mie • Sauce ketchup • Nuggets de poisson	**À éviter**

À VOUS DE JOUER !

Reliez ces aliments à leur niveau de transformation :

Poire •	
Compote de poire (100 % poire) •	
Cordon bleu •	
Huile d'olive •	
Fromage •	
Jambon •	• Aliments non transformés
Œufs •	
Chips •	
Pâte à tartiner •	• Aliments peu transformés (ou ingrédients culinaires)
Coca Cola® •	
Beurre •	
Lait demi-écrémé •	
Lait de noix de coco •	• Aliments transformés
Lait de soja •	
Margarine •	
Saumon fumé •	• Aliments ultra-transformés
Muesli •	
Corn flakes •	
Saucisse •	
Tofu •	

RÉPONSES : Aliments non transformés : poire, œufs/Aliments peu transformés : huile d'olive, beurre, lait demi-écrémé, lait de noix de coco/Aliments transformés : compote de poire (100 % poire), fromage, jambon, saumon fumé, tofu, lait de soja, muesli/Aliments ultra-transformés : cordon bleu, pâte à tartiner, Coca Cola®, margarine, corn flakes, saucisse.

Jour 11 : Remplacer les produits ultra-transformés par des produits les moins transformés possible

Tous les produits industriels ne se valent pas. Le réel problème se pose lorsqu'ils sont complètement dénaturés, et que leur composition s'éloigne de la bonne recette de grand-mère, incluant des ingrédients aux noms farfelus (conservateurs, exhausteurs de goûts, arômes et autres additifs). C'est le cas justement des produits ultra-transformés. Ces derniers sont les plus préjudiciables pour notre santé.

DÉFI DU JOUR **APPRENDRE À IDENTIFIER UN PRODUIT ULTRA-TRANSFORMÉ ET LE REMPLACER PAR DE MEILLEURES ALTERNATIVES**

COMMENT IDENTIFIER UN ALIMENT ULTRA-TRANSFORMÉ ?

1# Traquer les longues listes d'ingrédients
La caractéristique principale d'un « produit ultra-transformé » est sa liste d'ingrédients particulièrement longue. La première chose à faire pour mieux choisir est de s'assurer que le produit en question ne contient pas une quantité anormalement longue d'ingrédients. Privilégiez toujours les produits aux compositions les plus courtes et les plus simples.

2# Identifier les ingrédients que vous ne retrouverez jamais dans une cuisine
Les industriels ont recours à des ingrédients qu'on n'a pas pour habitude de voir dans nos cuisines. Un exemple est l'usage d'additifs (arômes artificiels, émulsifiants, colorants, édulcorants, épaississants, gélifiants, conservateurs, etc.). Plus un aliment est transformé, plus le risque qu'il contienne un grand nombre d'additifs est élevé. Si le produit contient des ingrédients méconnaissables, reposez-le en rayon, c'est certainement un produit ultra-transformé.

3# Vérifier les teneurs en sucre, en sel et en graisses
Les produits ultra-transformés sont une source particulièrement importante de graisses, de sel et de sucres ajoutés utilisées pour leurs nombreuses propriétés (amélioration de la texture, du goût, conservation, etc). Lisez le tableau nutritionnel pour détecter d'éventuelles teneurs anormalement élevées (voir comment faire au Jour 12).

4# Fuir les packagings alléchants
Les produits industriels hautement transformés sont vendus dans des emballages particulièrement élaborés. Ces derniers ont été travaillés pour plaire au consommateur, l'inciter à l'achat grâce à des images parfois très éloignées de la réalité ou alors avec des accroches marketing très convaincantes. Gardez en tête que les « vrais » aliments n'ont pas besoin de stratégie marketing pour plaire ou être bons pour la santé.

5# Se méfier de tout ce qui est « prêt à manger/à cuire/à boire »
Les aliments hautement transformés nous facilitent certes la vie, mais pas la

santé ! Vous pouvez d'ores et déjà mettre de côté tous les produits de consommation « immédiate » : plats cuisinés, riz ou pates « instantanées », soupes ou café au lait en poudre, crêpes fourrées, qui affichent un degré de transformation élevé pour vous permettre de les consommer rapidement.

À VOUS DE JOUER ! ZOOM SUR LE MUESLI

La plupart des produits du petit déjeuner sont des produits ultra-transformés... Le muesli, qui jouit d'une image d'aliment « healthy », peut également en faire partie ! Exemples avec deux mueslis de marques différentes, qui affichent deux niveaux de transformation différents. À l'aide du tableau du Jour 10, évaluez leur degré de transformation.

Muesli #1 « croquant »	Muesli #2
Liste d'ingrédients : avoine complète (62 %), sirop de glucose, sucre, oligofructose, pétales de blé (4 %) (farine et son de blé, sucre, sirop de sucre, extrait de malt d'orge, sel), pétales d'orge (orge (3 %), sucre, sel, extrait de malt d'orge, émulsifiant (mono- et diglycérides d'acides gras), mélasse, baie de goji (2 %) conservateur (anhydride sulfureux), huile de tournesol, graine de courge (1,7 %), myrtille lyophilisée (0,7 %), arômes, antioxydants (tocophérol).	**Liste d'ingrédients :** flocons d'avoine 44 %, flocons d'épeautre (blé) 15 %, raisins 10 %, (raisin, huile de tournesol), pétales de maïs, figues 9 % (farine de riz), abricots 4 % (farine de riz), graines de tournesol, pétales d'épeautre complet (blé) 3 %, graines de lin, graines de courge.

RÉPONSE : Le muesli #1 est « ultra-transformé » tandis que le muesli #2 est « transformé »; ce dernier présente une liste d'ingrédients longue, mais contient moins d'ingrédients qu'on ne retrouve pas dans nos cuisines. Le muesli #2 ne contient ni huile ni sucre. Contrairement au muesli #1 « croquant », il n'a pas subi de cuisson qui pourrait altérer davantage ses qualités nutritionnelles.

13 EXEMPLES DE MEILLEURS CHOIX ALIMENTAIRES BASÉS SUR LE DEGRÉ DE TRANSFORMATION :

1# Muesli croquant → Muesli non croquant
2# Corn flakes → Flocons d'avoine nature
3# Pain de mie → Pain du boulanger, de préférence complet
4# Nuggets de poisson → Poisson frais (nuggets/poisson pané maison)
5# Cordon bleu → Filet de poulet frais (cordon bleu maison)
6# Café instantané, en poudre → Café moulu
7# Sauce tomate, saveur basilic → Purée de tomates nature (100 % tomates)
8# Nouilles instantanées → Pâtes fraîches ou sèches, non instantanées
9# Biscottes industrielles → Pain complet toasté à la maison
10# Soupes en sachets → Soupes faites maison
11# Soda type Orangina® → Jus d'orange, 100 % pur jus ou pressé maison
12# Jus de citron en bouteille → Jus de citron pressé à la maison
13# Poêlées de légumes en conserve → Légumes frais ou surgelés nature (non cuisinés)

Jour 12 : Apprendre à décrypter les étiquettes alimentaires pour mieux choisir

Afin de savoir quels produits industriels constituent de bons choix, vous avez bien compris qu'il était indispensable de lire les étiquettes nutritionnelles. Mais comment les déchiffrer ? C'est l'objectif du jour !

DÉFI DU JOUR SAVOIR DÉCRYPTER UNE ÉTIQUETTE ALIMENTAIRE

COMMENT ANALYSER L'ÉTIQUETTE NUTRITIONNELLE D'UN PRODUIT

La liste d'ingrédients

La première chose à regarder pour décrypter un produit alimentaire est... sa liste d'ingrédients ! Ne faites pas l'erreur de commencer par la lecture du tableau nutritionnel qui peut plus facilement vous induire en erreur. En effet, selon moi, la liste d'ingrédients est beaucoup plus intéressante et plus facilement interprétable lorsque l'on débute en nutrition.

COMMENT ANALYSER LA LISTE D'INGRÉDIENTS ?

Voici 3 règles de base, valables quelle que soit la catégorie d'aliments :

1# **Toujours choisir les produits avec la liste d'ingrédients la plus courte (et donc la plus simple).**

2# **Éviter les produits industriels qui contiennent des ingrédients commençant par la lettre « E » (additifs) ou ayant des noms farfelus.** Si vous ne connaissez pas un ingrédient ou que vous ne le retrouvez pas dans votre cuisine (ex : amidon, protéines hydrolysées...), il s'agit certainement d'un additif. À éviter !

3# **Se méfier des produits alimentaires dont la liste d'ingrédients commence par du sucre, de l'huile ou l'un de ces dérivés.** Il faut savoir que les ingrédients sont toujours classés par ordre décroissant : c'est-à-dire de l'ingrédient le plus présent à celui présent en quantité moindre. Les industriels n'affichent pas toujours le pourcentage de chaque ingrédient, mais connaître l'ordre d'affichage est une astuce pour deviner la composition du produit. Un produit alimentaire commençant par sucre ou huile est donc un très mauvais présage sur sa composition.

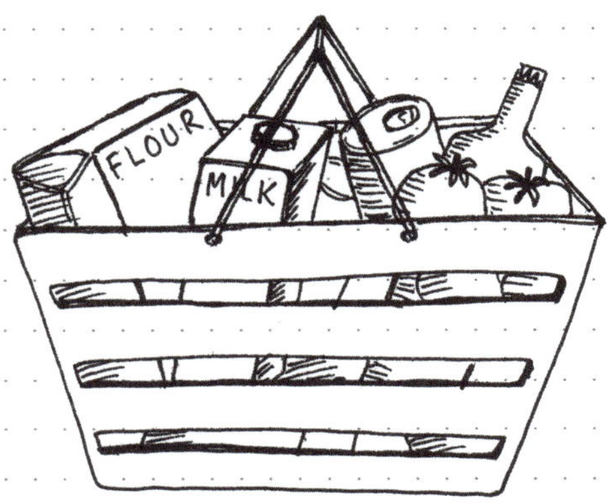

À VOUS DE JOUER!

Décryptons les étiquettes des produits industriels les plus consommés par les Français! Lesquels des deux produits vous semblent meilleurs?

#1 La soupe en brique

Soupe de légumes #1	Soupe de légumes variés #2
Liste d'ingrédients : eau, pommes de terre 12,3%, carottes 12,3%, oignons réhydratés 4%, lait écrémé reconstitué, céleri-rave 3,3%, choux fleurs 3,3%, navet 3,3%, poireaux 2,4%, amidon modifié de maïs, haricots verts 0,8%, sel, persil, arôme naturel, extrait de levure. **Teneurs en légumes :** 41,7%	**Liste d'ingrédients :** eau, pomme de terre, carotte, oignon, céleri-rave, chou-fleur, poireau, jus de tomates à base de concentré, panais, courgette, sel, huile de colza, beurre de cuisine, cerfeuil, arômes naturels. **Teneurs en légumes :** 55%

#2 Le bouillon en cube

Bouillon cube légumes #1	Bouillon cube légumes (BIO) #2
Liste d'ingrédients : sel de cuisine, sucre, huile de palme, fécule, légumes 8,8% : oignon 7,2%, carotte, échalote, tomate; arômes, extraits de carotte et de céleri; extrait de levure, huile de tournesol, curcuma, coriandre, persil, muscade.	**Liste d'ingrédients :** sel marin, maltodextrine, amidon de maïs, sirop de glucose, légumes 11% (oignons, carottes, poireaux, tomates, poivrons rouges, céleri), extrait de levure, épices, fines herbes, sucre caramélisé, huile d'olive.

#3 Le ketchup

Ketchup #1	Ketchup #2
Liste d'ingrédients : tomates, vinaigre, sucre, sel, *extraits* d'épices et d'herbes, épice.	**Liste d'ingrédients :** purée de tomates 73%, sucre de canne brut, vinaigre d'alcool, sel, épices, oignons en poudre.

#4 Le jambon

Jambon #1	Jambon #2
Liste d'ingrédients : jambon frais de porc, bouillon (eau, couennes de porc, oignons, os de porc, carottes, sel, persil, ail, clous de girofle, poivre, laurier), sel, sucre, arômes naturels. Conservation sans nitrite.	**Liste d'ingrédients :** jambon de porc issu d'animaux nourris sans OGM (<0,9%), eau, sel, dextrose, sirop de glucose, arômes, antioxydant : érythorbate de sodium, conservateur : nitrite de sodium.

#5 Le surimi

Surimi #1	Surimi #2
Liste d'ingrédients : eau, chair de poisson 36%, blanc d'œuf réhydraté, fécule de pomme de terre, amidon de maïs modifié, sucre, sel, arômes (crustacés), colorant : extrait de paprika.	**Liste d'ingrédients** : chair de merlan bleu (poisson) 42,3%, eau, fécule de pomme de terre, huile de colza, chair de crabe tourteau (3%), sel de Guérande, arômes naturels, colorant extrait de paprika.

#6 La sauce tomate

Sauce tomate arrabiata #1	Sauce tomate arrabiata #2
Liste d'ingrédients : purée de tomates 63 %, huile de tournesol, tomates séchées, sel marin, huile d'olive vierge extra, fructose, oignon (en poudre), ail (en poudre), poivre noir moulu, sucre, arômes naturels de piment, basilic et oignon avec d'autres arômes naturels, correcteur d'acidité : acide lactique.	**Liste d'ingrédients :** tomates 84 % (tomates concassées, purée de tomates mi-réduite), eau, huile d'olive vierge extra, amidon de manioc, purée d'ail, épices (paprika, piment de Cayenne), aromates (persil, basilic), sucre brut de canne, sel marin, poivre noir.

#7 Les boulettes de viande

Boulettes de bœuf 1	Boulettes de bœuf #2
Liste d'ingrédients : viande hachée de bœuf (51 %), protéines végétales de soja réhydratées (25 %), eau, chapelure (farine de blé, sel), sel, oignons frits à l'huile de tournesol, sucre caramélisé, arôme.	**Liste d'ingrédients :** viande bovine hachée 72 %, eau, gras de bovin, fibres végétales, flocons de pois, sel, conservateurs : E326 et E262, farine de riz, arômes naturels, sirop de glucose, antioxydants : E301, E300, jus de betterave rouge concentré, plantes aromatiques, épices, arômes, extrait d'épices.

#8 Le jus de citron industriel

Jus de citron industriel #1	Jus de citron industriel #2
Liste d'ingrédients : jus de citron (57 %), eau, acidifiant : acide citrique, conservateur : disulfite de potassium.	**Liste d'ingrédients :** 100 % pur jus de citron

#9 Le jus d'orange

Jus d'orange #1	Jus d'orange #2
Liste d'ingrédients : jus d'orange à base de concentré (70 %), eau, sucre, acidifiant : jus de citron à base de jus concentré.	**Liste d'ingrédients :** jus d'orange.

RÉPONSES :

1.B : La soupe 2 a moins d'ingrédients indésirables et une teneur en légumes plus élevée. Ceci dit, au vue de la facilité de faire ses propres soupes, y'a pas photo : autant faire ses soupes soi-même ! C'est en plus une excellente façon de cuisiner des restes de légumes du frigo.

2 : Ni l'un ni l'autre, même si le deuxième est bio. Avec environ 10 % de légumes seulement et une majorité de sel, sucre et éventuellement d'huile de palme en bonus, autant faire ses bouillons cubes soi-même. C'est d'ailleurs un vrai jeu d'enfant ! (Voir Jour 14).

3 : Difficile à dire étant donné que le ketchup 1 ne nous indique pas sa teneur en tomates... L'ordre des ingrédients nous inciterait à choisir le ketchup 2, mais par précaution autant faire son ketchup maison (voir Jour 14).

4.A : Le jambon A est meilleur en matière de composition, même si l'ajout de sucre dans le jambon me dérange beaucoup... Le jambon B contient des nitrites, dont l'effet cancérigène a été démontré : évitez à tout prix les charcuteries qui en contiennent. Pour réaliser votre propre jambon, rendez-vous au Jour 14.

5 : Aucun des deux. Le surimi B est, certes, « meilleur », mais la composition reste très médiocre avec des teneurs en poissons de 43 % au mieux.

6.B même si le fait maison reste préférable pour éviter l'ajout de sel et de sucre.

7. Aucune ! La meilleure option reste de faire ses boulettes de viande maison.

8.B : MAIS ce qui n'est pas dit c'est que les jus de citron industriels sont tout de même pasteurisés pour leur permettre une longue conservation, ce qui leur fait perdre une partie de leur vitamine C. Privilégiez toujours les jus de citron pressés maison !

9.B : Même problème que les jus de citron industriels : privilégiez les jus de fruits des rayons frais, c'est-à-dire ceux qui sont réfrigérés (ils ne sont généralement pas pasteurisés) ou un jus fait maison !

Pour aller plus loin : comprendre le tableau nutritionnel

Le tableau nutritionnel

Le tableau nutritionnel affiche la composition du produit. Il est un peu plus complexe à analyser, car il est constitué de chiffres – difficilement interprétables lorsque l'on n'est pas expert en nutrition. Il a également l'inconvénient de ne pas prendre en compte la nature ou la qualité des ingrédients utilisés. Ainsi, en termes de santé, 10 g de sucres issus d'un fruit ne peuvent pas être mis au même rang que 10 g de sucre blanc ou de « sirop de fructose » produit industriellement ! Cependant, ces valeurs peuvent être intéressantes pour comparer deux produits à la composition similaire.

La valeur énergétique	C'est le nombre de calories présents dans 100 grammes d'un produit. Je vous invite à ne pas vous focaliser sur cet élément qui peut être très anxiogène. Ce qui compte avant tout ce sont la qualité des calories que vous ingérez (et non les quantités de calories elles-mêmes).
Les protéines	Il s'agit de la **teneur en protéines d'un produit**. Les protéines sont essentielles dans le fonctionnement de notre organisme, car elles constituent toutes nos cellules (muscles, cheveux, ongles, globules rouges...). Elles permettent également la transmission d'informations au sein de notre organisme, le fonctionnement de notre système immunitaire ou encore la digestion. Plus un produit est riche en protéines, plus il est nutritif. C'est un point particulièrement intéressant pour les personnes végétariennes/véganes.
Les « lipides »	La teneur en lipides correspond à la **teneur en matières grasses du produit.** Rappelons que notre corps a besoin de lipides pour fonctionner : ces dernières permettent de transporter les vitamines, de synthétiser les hormones et sont une source d'énergie. L'idée n'est donc pas de bannir tous les produits qui contiennent des matières grasses, bien que l'excès soit bien évidemment mauvais. **Il est surtout important de connaître leur nature (quel type de graisses est utilisé dans ce produit ?) car certaines graisses sont moins bonnes que d'autres** (voir Jour 18). Pour cela, nous avons besoin de faire le lien avec la liste d'ingrédients et la ligne suivante « dont acides gras saturés ».
« dont acides gras saturés »	Cette ligne permet d'évaluer la **teneur en matières grasses saturées,** connues pour augmenter le mauvais cholestérol et favoriser les risques de maladies cardio-vasculaires lorsqu'elles sont consommées en excès. Il **est recommandé de les limiter.**
Les glucides	Cette valeur indique la **teneur en glucides de l'aliment**. Les glucides sont la principale source d'énergie pour notre organisme : certains organes (exemple : cerveau) ne peuvent fonctionner sans glucose. Nota Bene : la teneur en glucides affichée comprend l'ensemble des glucides (glucides simples + glucides complexes, présents naturellement ou ajoutés). Ne rentrons pas trop dans les détails, car la ligne la plus importante est la ligne suivante : « dont sucres ».

«dont sucres»	Cette ligne nous indique la **teneur en «glucides simples» de l'aliment**, en opposition aux glucides complexes. Ils sont à éviter en excès. Attention néanmoins : cette ligne n'est pas à confondre avec les «sucres ajoutés», car les sucres ici mentionnés peuvent tout à fait avoir une origine «naturelle» (exemple : sucres présents naturellement dans les fruits ou le lait). **Pour être sûr que le produit ne contient pas de sucres ajoutés, la meilleure façon est de se reporter à la liste des ingrédients.** Si aucun terme ne laisse penser que du sucre en fait partie (à savoir : sucre, sirop, fructose, miel...), cela signifie que le produit contient bien uniquement des sucres naturellement présents.
Les «teneurs en sel» ou «teneurs en sodium»	On retrouve ici les **teneurs en sel du produit** : c'est un **élément indispensable à regarder car la majorité des produits industriels posent problème au niveau de leur teneur en sel**. Notons qu'on retrouve le même problème que pour l'élément «dont sucres» : les teneurs en sel/sodium ne permettent pas de savoir si les apports en sel du produit proviennent naturellement des aliments ou bien d'ajout de sel par le fabricant. Il est, encore une fois, important de regarder la liste d'ingrédients. Dans tous les cas, **des teneurs supérieures ou proches de 1g/100g doivent alerter**.
Les fibres	La **teneur en fibres** est un point à prendre en compte dans notre alimentation. Nous avons tendance à manquer de fibres, alors que ces dernières favorisent un bon transit, permettent de rassasier davantage (limitant ainsi le grignotage) et ont la capacité de mieux gérer les pics de glycémie! Les **produits riches en fibres** (ex : à base de fruits, de légumes, de légumes secs...) sont plus nutritifs et procurent généralement une bonne satiété, c'est pourquoi il est intéressant de garder un œil sur ces valeurs.
Le poids du produit	Si vous comparez deux produits, prenez soin de toujours vérifier le **poids**. Les valeurs nutritionnelles sont toujours données par 100 grammes de produit mais, en pratique, nous pouvons manger moins de 100 grammes ou, à l'inverse, beaucoup plus.

ET LES APPLIS COMME YUKA DANS TOUT ÇA?

L'application Yuka est une application intéressante et utile pour avoir un peu plus de visibilité sur ce que l'on mange (elle est notamment intéressante pour la partie «additifs») cependant son utilisation a des limites. Yuka et ses concurrents fonctionnent à partir d'un algorithme qui se base uniquement sur des chiffres. L'appli ne prend pas en compte le degré de transformation de l'aliment, ni la nature des nutriments. Par exemple, le sucre ajouté et le sucre naturellement présent dans les aliments sont mis dans le même panier, ce qui peut malencontreusement pénaliser un produit riche en fruits mais pourtant «sans sucre ajouté».
Si vous décidez tout de même d'utiliser l'application Yuka, je vous recommande de toujours compléter l'analyse par la lecture de la liste d'ingrédients, moyen le plus fiable pour évaluer un produit.

Pour plus d'infos sur Yuka, je vous invite à lire mon article :
https://docteurbonnebouffe.com/application-yuka-avantages-inconvenients

Jour 13 : Augmenter la part des produits bruts au sein de son alimentation

Augmenter la part des produits « bruts » dans notre alimentation est une solution évidente à l'excès de produits industriels. Consommer plus de produits non transformés, c'est augmenter nos apports nutritionnels en bons nutriments (vitamines, minéraux, antioxydants protecteurs, fibres) et diminuer nos apports en sel, en graisses saturées et en sucres, tout en contribuant à limiter notre exposition aux substances nocives (additifs, pesticides...). Autant de bienfaits qui pourraient diminuer notre risque de maladies chroniques... Mais comment faire en sorte de les insérer un peu plus dans notre alimentation ?

DÉFI DU JOUR **PRIVILÉGIER AUTANT QUE POSSIBLE LES PRODUITS BRUTS**

COMMENT CONSOMMER PLUS DE PRODUITS BRUTS ?

1# **Privilégier les aliments sans emballage**
Mission complexe car si l'on regarde nos placards, on peut se rendre compte que la majorité des produits qu'on achète sont emballés. En privilégiant les aliments sans emballage, on se tourne naturellement vers plus de légumes, de fruits, de légumes secs vendus au détail ou encore de viandes/poissons frais. Par la même occasion, cela permet naturellement d'éliminer tout ce qui est moins sain : à savoir céréales sucrées, produits sucrés ou encore plats préparés !

2# **Organiser ses courses au supermarché**
Lorsque vous faites vos courses de la semaine, assurez-vous que la majorité de votre panier de courses contient des produits non transformés (sans emballage, donc). Pour cela, mon astuce préférée est de commencer les courses par le rayon des fruits et légumes. Rappelons que légumes, et fruits en moindre mesure, devraient constituer la grande partie de nos assiettes : commencer par ce rayon est une garantie de ne pas oublier l'indispensable !

On n'oublie pas les féculents « frais » (pommes de terre, patates douces...) qu'on peut également retrouver dans ce rayon, et qui représenteront une meilleure alternative aux féculents transformés (pâtes, nouilles instantanées, purée en flocons, frites...).
Ensuite, on va éventuellement dans les autres rayons. S'y aventurer n'est pas une chose facile dans la mesure où les produits bruts vont se mêler aux produits transformés. Votre concentration sera essentielle pour bien choisir. Pour une assiette équilibrée, vous aurez en principe besoin de vous rendre principalement dans deux rayons : le rayon des céréales (pour le riz, les légumes secs...) et le rayon des viandes/poissons (pour choisir des viandes et poissons FRAIS). Si cela vous aide à ne pas remplir votre panier de choses inutiles, alors évitez de passer par les rayons de produits sucrés, de produits d'apéro ou de boissons, ou encore de revenir en arrière, afin de ne pas repasser par des rayons sources de tentation.

3# Faire ses courses au marché

80 % des produits vendus en supermarché sont des produits ultra-transformés [28]. De ce fait, il est évident que faire ses courses au marché ou directement chez les producteurs/éleveurs de votre ville est le meilleur moyen de réduire votre consommation de produits industriels. On limite ainsi les tentations et on a la garantie de revenir à la maison avec des produits bruts seulement !

4# Essayer de cuisiner maison autant que possible

Cuisiner maison est la meilleure façon de se préserver des produits industriels et de manger mieux. Non seulement cela permet de privilégier les aliments bruts, plus intéressants sur le plan nutritionnel, mais aussi de choisir les ingrédients qui constitueront vos plats, et donc de garder un œil sur la teneur en graisses, en sel ou encore en sucres. Le fait maison permet aussi de vous assurer qu'il n'y a ni additifs ni conservateurs dans ce que vous mangez ! C'est justement notre prochain défi !

À VOUS DE JOUER !

Voici un exemple de repas entièrement composés à partir de produits industriels. Décortiquez les différents ingrédients et indiquez, lorsque c'est possible, les alternatives « brutes » que vous auriez pu utiliser.

Petit déjeuner	• Corn flakes → • Lait demi-écrémé UHT → • Jus d'orange enbouteillé →
Déjeuner	• Purée en flocons → • Nuggets de poulet surgelées →
Goûter	• Café au lait en poudre → • Crêpes au chocolat type Whaou® → • Pâte à tartiner →
Dîner	• Soupe de légumes moulinés en brique → • Pain de mie → • Margarine →

RÉPONSES (dans l'ordre) : flocons d'avoine (moins transformés)/ Pas vraiment d'alternatives, mis à part le lait cru de ferme : il est alors non stérilisé et conserve ses propriétés, il est néanmoins moins digeste... Les jus « végétaux » tels que de soja, d'amande, sont de meilleures alternatives niveau santé, néanmoins ils sont également « industriels »)/une orange entière/écrasé de pommes de terre maison + crème fraîche/ poulet frais, cuisiné maison façon nuggets/café en grains ou moulu + lait/crêpes maison + chocolat noir fondu/soupe de légumes maison/pain complet du boulanger/pas d'alternatives brutes, beurre possible (moins industriel que la margarine).

Jour 14 : Cuisiner davantage pour réduire son exposition aux produits transformés

Le fait maison est la meilleure façon de se préserver des produits industriels et de manger mieux. Cuisiner soi-même ses repas demande certes un peu de temps et d'énergie (qu'on n'a pas toujours en rentrant du travail), mais c'est plus facile que vous ne le pensez ! On peut, en effet, tout à fait cuisiner rapidement et simplement des plats gourmands et équilibrés.

DÉFI DU JOUR **CUISINER PLUS SOUVENT «FAIT MAISON»**

MES CONSEILS POUR CUISINER PLUS SOUVENT FAIT MAISON

1# Trouver des sources d'inspiration
Les livres de cuisine, les réseaux sociaux (notamment votre compte Instagram préféré : @drbonnebouffe) ou encore les moteurs de recherche sur internet sont d'excellentes façons de dénicher de délicieuses idées de plats sains et gourmands.

2# Planifier ses repas à l'avance
Prévoir ses menus en avance et faire les courses à la semaine sont deux astuces très efficaces pour toujours avoir ce qu'il faut pour cuisiner, que ce soit en termes d'idées ou d'ingrédients.

3# Essayer, encore et encore !
«C'est en forgeant qu'on devient forgeron», dit-on. Cuisiner s'apprend. Il suffit juste d'un peu de patience et de temps.

Et s''il n'est pas question de faire l'impasse sur le plaisir alimentaire, vous trouverez ci-après les recettes de 9 plats industriels les plus présents dans nos cuisines… en versions plus saines !

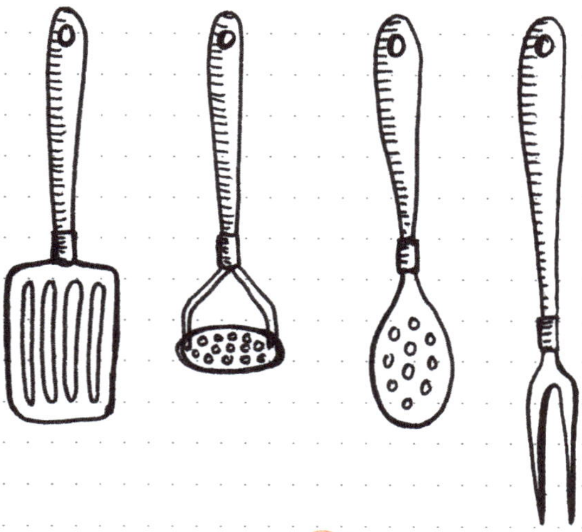

BONUS RECETTES
9 produits industriels qu'il vaudrait mieux cuisiner « fait maison » (et leurs recettes !)

1# Le bouillon cube

Bien qu'ils semblent utiles pour apporter plus de saveurs aux plats, les bouillons cube sont extrêmement riches en additifs et en sel. À titre d'exemple, le célèbre bouillon déshydraté le plus vendu du marché Kub Or l'original® apporte 61 g de sel pour 100 g soit 1,95 g de sel rien que dans un seul cube de bouillon ! Si l'on met deux cubes comme indiqué sur le paquet, on atteint très facilement les 78 % des recommandations maximales en sel recommandées par l'OMS !
Pourtant faire son bouillon cube est un jeu d'enfant ! Il suffit juste d'avoir un bac à glaçon (dans lequel nous mettront les bouillons cubes) et un congélateur, pour pouvoir les conserver longtemps. À chaque fois que vous souhaitez faire une soupe ou un plat mijoté : hop ! Sortez un ou deux cubes du congélateur et ajoutez-les à vos petits plats.

CUBES DE BOUILLON AUX LÉGUMES

Temps de préparation : 30 minutes max.
Conservation : 1 mois au congélateur.

Ingrédients (pour 12 cubes)

- Oignon (1 grand oignon)
- Céleri (1 branche)
- Poireau (1/2 poireau)
- Carotte (1 carotte)
- Thym frais ou séché (3 c. à s.)
- Herbes de Provence (1 c. à s)
- Laurier (2 feuilles)
- Poivre (1 grosse pincée)
- Huile d'olive (3 c. à s)
- Sel (1 pincée)

Préparation :

- Laver, peler et couper tous les légumes en dés.
- Dans une poêle chaude, faire chauffer l'huile d'olive puis ajouter les légumes, les herbes (thym + herbes de Provence + feuilles de laurier), le sel et le poivre.
- Faire cuire le tout pendant 10 à 15 minutes.
- À la fin de la cuisson, retirer les feuilles de laurier, ajouter tout dans un mixeur et mixer.
- Une fois que vous avez obtenu une mixture homogène, mettre la préparation dans les compartiments d'un bac à glaçon et laisser refroidir. Une fois refroidi, mettre les bacs à glaçon au congélateur.

2# La soupe

Un Français sur 2 consomme des soupes en briques. Or, nous l'avons vu au Jour 12, les soupes industrielles sont loin d'être irréprochables : elles contiennent souvent peu de légumes et sont une source importante de sel. Pourtant, faire une soupe maison ne demande ni beaucoup de temps ni de savoir cuisiner comme un chef ! Le plus dur est de couper les légumes, vous pouvez ensuite vaquer à vos occupations pendant que la casserole se charge de la cuisson !

SOUPE DE LÉGUMES VERTS AU LAIT DE COCO

Ingrédients (pour 1 pers)

- Légumes verts au choix brocoli, épinards... (200 g)
- Pomme de terre (1 petite pomme de terre, soit 100 g)
- Échalotte (1 petite)
- Ail (1 gousse)
- Lait de coco (60 ml)
- Facultatif : coriandre fraîche (1 poignée)

Préparation :

- Dans une poêle chaude, mettre l'échalote et le gingembre finement coupés, et saupoudrer de curcuma et de cumin. Faire revenir quelques minutes à feu moyen.
- Ajouter le potimarron coupé en gros dés et faire sauter le tout pendant quelques minutes jusqu'à ce que le potimarron devienne coloré.
- Ajouter ensuite un verre d'eau, baisser le feu et laisser mijoter le tout une dizaine de minutes jusqu'à que le potimarron ramolisse de l'intérieur.
- Une fois le potimarron cuit, ajouter le lait de coco et mélanger le tout. Rectifier si besoin l'assaisonnement en ajoutant plus d'épices, et mixer le tout.
- Servir chaud parsemé de coriandre fraîche (facultatif).

3# Les frites

Les frites industrielles ou vendus en restauration rapide s'éloignent beaucoup des simples pommes de terre cuites. Souvent, elles affichent un niveau de transformation très élevé et une liste d'ingrédients peu rassurante, avec la présence de sucre, d'arômes, d'additifs ou encore de sel. Pourtant faire des frites maison est la chose la plus facile qui soit, alors pas de raison de ne pas essayer !

FRITES DE POMMES DE TERRE AUX HERBES

Ingrédients (pour 2 pers)

- Pommes de terre bio (3 grosses pommes de terre)
- Huile d'olive (2 c. à s.)
- Herbes séchées au choix (origan, thym, herbes de provence...)
- Sel (2 pincées)

Préparation :

- Préchauffer le four à 180 °C.
- Frotter et rincer la peau des pommes de terre.
- Les couper en lamelles de tailles similaires (pas trop fines).
- Dans un saladier, ajouter l'huile d'olive, les herbes de votre choix, les pommes de terre ainsi que le sel. Bien mélanger afin d'impreigner correctement les pommes de terre de la préparation.
- Déposer sur une plaque recouverte de papier sulfurisé et enfourner 30 à 40 minutes, selon la puissance du four, en les retournant à mi-cuisson. Déguster chaudes !

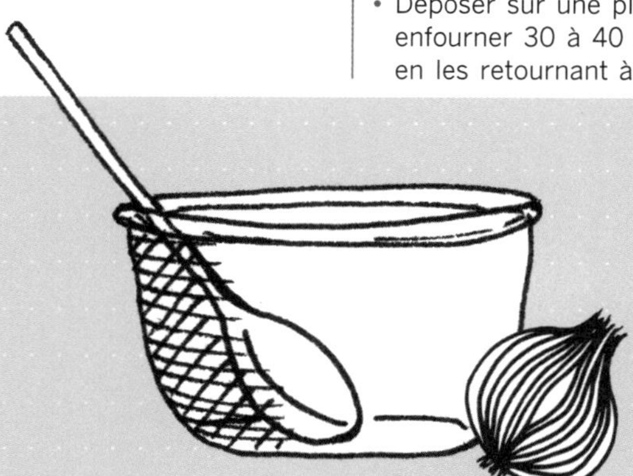

4# Les potatoes

Pour les fans de potatoes, voici la recette pour ne pas faire de jaloux!

LES POTATOES FAITES MAISON

Ingrédients (pour 1 pers)

- Pommes de terre bio (250g)
- Farine (1 c. à s.)
- Paprika (1 c. à s.)
- Herbes de Provence (1 c. à c.)
- Huile de coco (1 c. à c.)
- Ail (1 gousse)
- Sel (1 pincée)

Préparation :

- Préchauffer le four à 180 °C.
- Frotter et rincer la peau des pommes de terre.
- Hacher finement les gousses d'ail et couper les pommes de terre en gros bâtonnets (garder la peau).
- Dans un saladier, mélanger les pommes de terre avec le paprika, les herbes de Provence, l'huile de coco (préalablement fondue à feu doux), l'ail, le sel et la farine. Veiller à bien enrober les bâtonnets du mélange.
- Disposer les bâtonnets sur une plaque de cuisson recouverte de papier sulfurisé.
- Enfourner 20 à 25 minutes à 180 °C en les retournant à mi-cuisson.
- Déguster chaudes.

5# Le jambon

C'est bien connu, la charcuterie fait partie des aliments les plus riches en sel et en additifs controversés (notamment les fameux nitrites incriminés pour leur action cancérogène). Une astuce pour se faire plaisir est donc de réaliser soi-même son jambon. Cela demande certes un peu de temps mais là aussi c'est votre four qui s'en occupe! De plus, il est possible d'assaisonner le jambon au gré de ses envies (ex : aux herbes, au piment d'Espelette, au miel, à la moutarde...) et ça, ça le rend encore plus goûteux!

JAMBON DE PORC CUIT FAIT-MAISON, AUX HERBES

Ingrédients (pour 1 jambon)

- Rôti de porc sans os (1kg)
- Huile d'olive (60ml)
- Ail (5 gousses)
- Herbes de Provence (à volonté)
- Thym (quelques branches)
- Romarin (quelques branches)
- Sel et poivre

Préparation :

- Préchauffer le four à 160 °C.
- Dans une cocotte suffisamment grande, déposer le rôti de porc et à l'aide d'un couteau, inciser la chair pour y insérer les gousses d'ail coupées en deux.
- L'arroser d'huile d'olive puis parsemer d'herbes de Provence, de poivre et de sel.
- Disposer les branches de thym et de romarin au fond du plat et refermer le couvercle.
- Enfourner et cuire de 45 à 60 minutes ou jusqu'à ce que le thermomètre indique 68 °C (155 °F).
- À la sortie du four, retirer le couvercle et laisser reposer 10 à 15 minutes avant de trancher.

6# Le cordon bleu

Les cordons bleus industriels sont fabriqués à partir de viandes reconstituées. De plus, leur liste d'ingrédients est souvent particulièrement longue du fait qu'ils incluent déjà des aliments transformés (jambon et fromage). Résultat : qu'ils soient bio ou pas, les cordons bleus incluent de nombreux additifs (et même du sirop de sucre!). Quitte à avoir une envie de cordon bleu, autant le faire maison.

ROULÉS DE DINDE FARCIS AU FROMAGE ET AU JAMBON, FAÇON CORDON BLEU

Ingrédients (pour 1 pers)

- Escalope de dinde bio (100 g)
- Jambon bio (1/4 tranche)
- Fromage emmental (20 g)
- Œuf bio (1 unité)
- Farine (2 c. à s.)
- Chapelure (1 c. à s.)
- Huile d'olive vierge extra (1 c. à s.)

Nota Bene : *un repas «plaisir» (à base de viande, de fromage, de jambon et de panure) à consommer occasionnellement.*

Préparation :

- Aplatir l'escalope à l'aide d'un rouleau à pâtisserie.
- Déposer sur l'escalope le morceau de jambon et le morceau de fromage coupé en bâtonnet, puis le rouler.
- Disposer dans trois bols différents la farine, l'œuf battu et la chapelure.
- Mettre le roulé dans le premier bol afin de le recouvrir de farine. Ensuite, le placer dans le deuxième bol pour le recouvrir d'œuf battu. Enfin, le recouvrir de chapelure.
- Dans une poêle chaude, chauffer l'huile d'olive puis ajouter le roulé de dinde pané.
- Faire cuire une dizaine de minutes en retournant régulièrement. Servir chaud!

7# Les yaourts aux fruits

Les yaourts aux fruits sont plutôt des yaourts «aromatisés» aux fruits... Le sucre y est présent en quantité plus importante que les fruits eux-mêmes (qui sont affichés à moins de 8 %, soit à peine 10 g dans un pot de yaourt). Si une envie vous prend, je vous conseille plutôt de cuisiner votre propre dessert à base de yaourt nature et de (vrais) fruits.

VERRINE DE YAOURT AUX FRUITS DE SAISON

Ingrédients (pour 1 pers)

- Yaourt nature (125 g) ou 2 petits-suisses natures (100 g) sans sucre ajouté
- Fruits de saison au choix : pomme, mandarine, banane, fruits rouges... (l'équivalent d'un petit bol)
- Noisettes (1 poignée)
- Miel (facultatif : 1 c. à c.)

Préparation :

- Dans un joli bol, ajouter le yaourt et les fruits de saison coupés en morceaux.
- Parsemer de noisettes grossièrement concassées et de miel (facultatif).
- Mélanger le tout et servir en dessert.

8# Les bâtonnets de poisson pané

Les bâtonnets de poisson pané du commerce sont fabriqués à partir de mélanges de poisson (plusieurs sortes de poissons différents), leur niveau de transformation est élevé et leur teneur en poisson parfois assez faible. Il peut être intéressant de faire son poisson pané maison. Simple et meilleur !

CABILLAUD PANÉ, FAIT MAISON

Ingrédients (pour 1 pers)

- Dos de cabillaud (120 g)
- Œuf bio (1)
- Farine (2 c. à s.)
- Chapelure (1 c. à s.)
- Huile d'olive vierge extra (1 c. à s.)

Préparation :

- Disposer dans trois bols différents la farine, l'œuf battu et la chapelure.
- Mettre le poisson dans le premier bol afin de le recouvrir de farine. Ensuite, placer le poisson dans le deuxième bol pour le recouvrir d'œuf battu. Enfin, le recouvrir de chapelure.
- Dans une poêle chaude, chauffer l'huile d'olive puis ajouter le cabillaud pané.
- Faire cuire une dizaine de minutes en retournant le poisson à mi-cuisson. Servir chaud.

9# La sauce bolognaise

Les sauces bolognaises du commerce sont souvent de qualité médiocre, avec des viandes d'origines inconnues. Faire sa propre sauce tomate à la bolognaise n'est pas difficile, et votre palais vous remerciera pour ce lot de saveurs !

SAUCE BOLOGNAISE, LA VRAIE RECETTE MAISON

Ingrédients (pour 1 pers)

- Spaghettis au blé complet (100 g)
- Viande hachée bio 5 % de matières grasses (50 g)
- Oignon (1 moitié)
- Carottes (1 carotte)
- Céleri branche (1 bout de 10 cm)
- Sauce tomate nature (125 ml)
- Ail (1 gousse)
- Huile d'olive (1 c. à s.)
- Laurier (1 feuille)
- Origan, sel et poivre
- Facultatif : basilic frais (quelques feuilles)

Préparation :

- Couper l'oignon, les carottes, et le céleri en petits cubes. Hacher l'ail.
- Faire dorer l'ail et l'oignon dans une poêle avec un peu d'huile d'olive.
- Ajouter le céleri, la carotte, et faire revenir quelques minutes.
- Ajouter la viande hachée, faire revenir quelques minutes supplémentaires.
- Rajouter la sauce tomate, les épices et assaisonner de sel et de poivre. Laisser mijoter à feu doux pendant 10 minutes.
- Pendant ce temps, cuire les spaghettis *al dente*.
- Une fois les pâtes cuites, servir avec quelques feuilles de basilic frais.

Bilan de la semaine #2

La deuxième semaine du programme spécialement dédiée à la réduction de la malbouffe issue des produits industriels est terminée. Félicitations ! Place au bilan !

Cochez les objectifs que vous avez atteints :

Objectifs	Objectif complètement atteint	Objectif partiellement atteint	Objectif non atteint
JOUR 8 : Savoir faire la différence entre un produit industriel et un produit « brut »			
JOUR 9 : Connaître les impacts santé d'une consommation excessive en produits industriels			
JOUR 10 : Connaître les différents niveaux de transformation des aliments pour mieux choisir			
JOUR 11 : Apprendre à détecter un produit ultra-transformé et le remplacer par de meilleures alternatives			
JOUR 12 : Savoir décrypter une étiquette alimentaire			
JOUR 13 : Privilégier autant que possible les produits bruts			
JOUR 14 : Cuisiner plus souvent « fait maison »			

Comment vous sentez-vous en cette fin de semaine?

- Forme physique : (fatigué) 1 – 2 – 3 – 4 – 5 – 6 – 7 – 8 – 9 – 10 (en pleine forme)
- Forme mentale : (agité) 1 – 2 – 3 – 4 – 5 – 6 – 7 – 8 – 9 – 10 (détendu)
- Emotions : (anxieux, énervé) 1 – 2 – 3 – 4 – 5 – 6 – 7 – 8 – 9 – 10 (joyeux, positif)
- Manque ressenti : (aucun) 1 – 2 – 3 – 4 – 5 – 6 – 7 – 8 – 9 – 10 (important)
- Motivation : (peu motivé) 1 – 2 – 3 – 4 – 5 – 6 – 7 – 8 – 9 – 10 (très motivé)

Vos fiertés de la semaine :

Les difficultés éventuellement rencontrées :

Commentaires éventuels sur cette semaine :

sem 3

Rééquilibrer son assiette

Jour 15 : Réduire ses apports en sucre

Notre consommation de sucre a explosé ces dernières années. D'autre part, nous sommes massivement exposés aux sucres ajoutés présents dans les produits industriels. Voici quelques conseils pour y remédier.

DÉFI DU JOUR DIMINUER SA CONSOMMATION DE SUCRE ET DE PRODUITS SUCRÉS

« SUCRES » ET « GLUCIDES » : DE QUOI PARLE-T-ON ?

Il existe selon moi un réel problème de terminologie, à savoir la confusion entre le terme « sucre » (au singulier) et « sucres » (au pluriel). **Il est important de comprendre que le mot « sucre » recouvre deux sens** :

- Un sens général qui désigne la grande famille des « **glucides** » (on parle souvent de « sucreS » avec un S dans les médias) et qui constitue le principal nutriment en charge d'apporter de l'énergie à notre organisme. Les aliments qui contiennent des glucides peuvent aussi bien englober les féculents (pain, pâtes, pommes de terre…), que les fruits ou les légumes en moindre mesure.
- Un sens plus restreint, utilisé pour désigner le « **saccharose** » (sucre blanc, sucre de table) que l'on utilise au quotidien et qui est un type spécifique de glucides.

Bien évidemment, lorsque l'on parle de « réduire le sucre », il s'agit avant tout du 2e sens qui englobe aujourd'hui tous les dérivés du sucre, ou encore tous les aliments qui en contiennent : les produits sucrés ou encore les produits industriels (mêmes salés).

1/ LIMITER LE SUCRE DES PRODUITS SUCRÉS

Les produits sucrés sont caloriques et peu intéressants sur le plan nutritionnel. On dit qu'ils apportent des « calories vides », sans vitamine ni nutriment. Consommés en excès, ils créent une dépendance au goût sucré et favorisent les problèmes de poids ou encore certaines maladies (diabète, maladies cardiovasculaires…).

10 conseils pour limiter sa consommation de sucre et de produits sucrés :

1# Remplacer les boissons sucrées par des alternatives sans sucre : eaux plates non sucrées, eaux gazeuses, eaux aromatisées sans sucre ajouté…

2# Diminuer voire supprimer l'ajout de sucre dans son café/thé.

3# Ne pas sauter le petit déjeuner si vous avez tendance à avoir faim le matin. Cela peut favoriser les petits creux en cours de matinée et donc vous inciter à craquer pour des sucreries.

4# Remplacer les céréales du petit déjeuner sucrées par des céréales sans sucre ajouté.

5# Remplacer les yaourts sucrés par des yaourts sans sucres ajoutés.

6# Ne pas confondre dessert lactés et yaourts : si les yaourts peuvent être consommés quotidiennement, les desserts lactés sont plus riches en sucres ajoutés et sont donc des produits «plaisir» à consommer occasionnellement.

7# Apprendre à être raisonnable. Une envie de sucrerie alors que vous avez pris un dessert ce midi? Faites la part des choses, vous vous êtes déjà fait plaisir aujourd'hui.

8# Toujours prévoir un fruit ou un petit sachet de fruits secs pour avoir une alternative plus saine aux sucreries en cas de petits creux.

9# Éviter de manger des sucreries sur le coup des émotions.

10# Manger «correctement» aux repas! Cela vous évitera d'avoir faim en dehors des repas et donc de manger des produits sucrés.

COMMENT ALLIER PLAISIR ET SANTÉ?

Les produits sucrés apportent tout de même du plaisir dans l'alimentation. Les éradiquer complètement créerait de la frustration. Heureusement, le sucre et les produits sucrés peuvent être compatibles avec une alimentation saine à trois conditions :

- **qu'ils soient consommés occasionnellement.** Exemple : vous aimez les sodas? Gardez-les pour les occasions spéciales (exemple : sorties entre amis);
- **qu'ils soient consommés en quantités raisonnables.** Un petit morceau de gâteau de temps en temps n'entravera pas votre équilibre alimentaire;
- **que le reste de votre alimentation soit équilibré!**

2/ LIMITER SON EXPOSITION AUX SUCRES CACHÉS DES PRODUITS INDUSTRIELS

Aussi surprenant soit-il, les produits industriels, même «salés», peuvent contenir du sucre ajouté! En effet, le sucre est utilisé dans l'industrie agroalimentaire pour ses nombreux avantages : il permet de rectifier l'acidité d'un plat, c'est un excellent conservateur et il permet de masquer le goût de matières premières de qualité moyenne.

Comment déceler le sucre sur une étiquette alimentaire?

- **Tout d'abord, en lisant la liste d'ingrédients!** Le **sucre ajouté** présent dans les produits alimentaires peut avoir différents noms : sucre, miel, sirop, dextrose, fructose... En règle générale, tous les noms finissant en «ose» sont des sucres!
- **Ensuite, en regardant les teneurs affichées à la ligne «dont sucres»** : celles-ci doivent être les plus proches de 0. Rappelez-vous tout de même qu'un produit peut contenir des sucres naturels (exemple : le fructose des fruits), c'est pourquoi la liste d'ingrédients est indispensable pour savoir si les valeurs ici affichées sont des sucres ajoutés par le fabriquant ou présents naturellement dans les ingrédients.

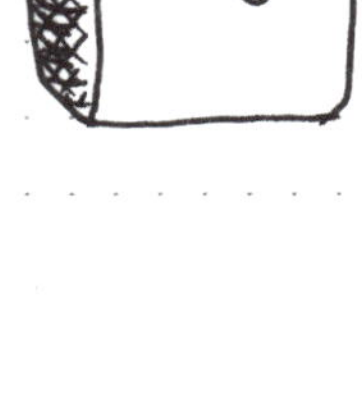

Jour 16 : Remplacer les féculents raffinés par des féculents non raffinés

Les féculents ont mauvaise réputation du fait de leur richesse en glucides, connus pour favoriser la prise de poids. Pour cette raison, beaucoup de personnes tendent à les limiter, voire à les éviter totalement. Erreur ! Si les féculents ont leur importance dans une alimentation saine (ils apportent de l'énergie et évitent les sensations de faim entre les repas), il est avant tout indispensable de bien les choisir.

DÉFI DU JOUR **PRIVILÉGIER AUTANT QUE POSSIBLE LES FÉCULENTS NON RAFFINÉS**

POURQUOI PRIVILÉGIER LES FÉCULENTS NON RAFFINÉS ?

Si la consommation élevée de féculents est pointée du doigt dans la lutte contre le surpoids et l'obésité, il est surtout important de prendre conscience que le problème ne réside pas seulement dans les quantités, mais dans la nature des féculents consommés. Seulement 3,2 % des français adultes consomment des céréales complètes et semi-complètes [29]. Or, ces dernières ont de nombreux atouts pour la gestion de notre poids ou encore la préservation de notre santé.

À VOUS DE JOUER ! QUELS FÉCULENTS MANGEZ-VOUS ?

Entourez les féculents que vous avez pour habitude de consommer :

• Riz blanc • Riz « cuisson rapide » • Pâtes (« classiques ») • Nouilles (« classiques ») • Baguette • Pain blanc classique • Pain de mie (blanc ou complet) • Biscottes • Farine de blé « blanche » (T45, T55, T65) • Semoule raffinée	• Riz semi-complet ou riz complet • Pâtes intégrales/au blé complet • Nouilles complètes (udon, soba...) • Farine de blé semi-complète (T110) ou complète (T150) • Riz sauvage • Pain complet • Pain aux céréales • Quinoa (graines ou farine) • Boulgour (en grains ou en farine) • Sarrasin (en grains ou en farine) • Semoule complète

Avez-vous une majorité de féculents située dans la 1re ou la 2e colonne ?

RÉSULTATS :

- Si vous avez une majorité d'aliments se situant dans la première colonne : vous consommez majoritairement des céréales raffinées. Prenez soin de suivre les quelques astuces proposées.
- Si vous avez une majorité d'aliments se situant dans la deuxième colonne : vous semblez avoir de bons réflexes en consommant majoritairement des céréales complètes ou semi-complètes. Lisez la suite pour confirmer cela !

Qu'est-ce qu'un féculent raffiné ?
Un féculent raffiné est, par opposition aux féculents entiers, un féculent qui a subi une transformation pour permettre sa mise en vente, ce qui a modifié sa composition. On utilise ce terme principalement pour les céréales. Exemples de céréales raffinées : le riz blanc, qui est un riz complet dont l'enveloppe externe a été retirée.

Avantages des féculents non raffinés :
En consommant des féculents non raffinés, on se tourne naturellement vers des aliments bruts, plus intéressants sur le plan nutritionne :

- Du fait de leur absence de transformation industrielle, **ils conservent toutes leur richesse en vitamines et en minéraux**.
- Ils contiennent **plus de fibres : de ce fait, ils sont plus rassasiants** et ont une **meilleure action sur notre transit**. (Rappelons également que notre alimentation tend à être insuffisante en fibres, or ces dernières ont une action protectrice contre un grand nombre de maladies chroniques).
- Les féculents non raffinés possèdent généralement un **meilleur index glycémique**. Ils ne favorisent pas l'élévation du sucre sanguin – ce qui a de nombreux bienfaits.

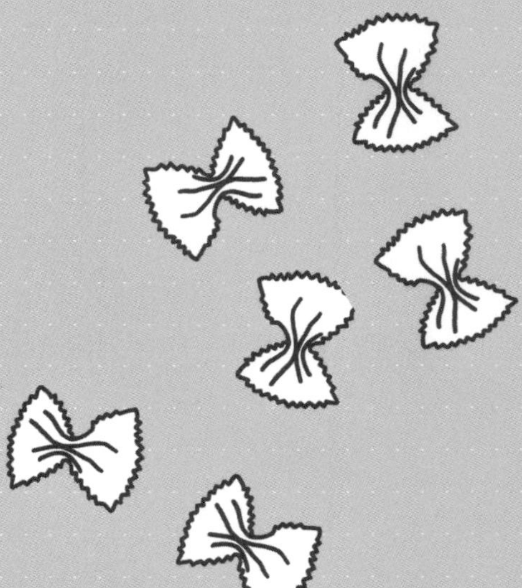

MIEUX COMPRENDRE LA NOTION D'INDEX GLYCÉMIQUE

Pendant très longtemps, les glucides étaient classés en deux catégories : « simples » ou « complexes » selon la nature de leur structure chimique. Cela a permis de classer les sources de glucides en deux catégories :

- les sucres simples (supposés libérer leur énergie rapidement) ;
- les sucres complexes (qui libèrent leur énergie plus lentement).

Cette notion est désormais obsolète puisque l'on s'est rendu compte que deux aliments de la même catégorie (exemple : le pain pourtant classé comme un « glucide » complexe) pouvaient agir très différemment. Ainsi, le pain « blanc » élève rapidement la glycémie tandis que le pain complet beaucoup plus progressivement. Ainsi est né le concept d'index glycémique. **Cet indice de mesure permet d'évaluer la capacité d'un aliment à provoquer une hausse de la glycémie (= le taux de sucre dans le sang).**

POURQUOI PRIVILÉGIER LES ALIMENTS À INDEX GLYCÉMIQUE BAS OU MODÉRÉ ?

Privilégier les aliments à index glycémique bas ou modéré permet de veiller à avoir une glycémie relativement stable et donc de :

1# Éviter les coups de mou après les repas : la consommation d'aliments à IG élevé déclenche une sécrétion importante d'insuline qui entraîne une baisse importante de la glycémie. Cette dernière est à l'origine de la fameuse fatigue soudaine et profonde qu'on peut rencontrer quelques heures après certains repas.

2# **Réduire les envies de grignotages** : les aliments à IG bas ont l'avantage de rassasier plus longtemps et donc de limiter les envies de grignotage entre les repas.

3# **Limiter la prise de poids :** en privilégiant les aliments à IG bas, on limite la sécrétion d'insuline. Or, cette hormone favorise aussi la transformation des sucres en graisses. Moins de pics d'insuline permet donc de stocker moins de graisses, et donc d'éviter une prise de poids non souhaitée.

4# **Ne pas fatiguer le pancréas :** une sollicitation constante de l'insuline est néfaste car cela fatigue à long terme le pancréas (organe en charge de la production d'insuline). Une alimentation riche en aliments à IG bas ou modéré permet donc de ménager son pancréas et limiter les risques de diabète.

Remarque : Si la transformation industrielle augmente l'index glycémique, notre façon de cuisiner (mode de cuisson, mixage, extraction en jus) l'augmente aussi. Ainsi des pâtes cuites *al dente* auront un index glycémique inférieur à des pâtes cuites plus longtemps. Des pommes de terre entières auront un index glycémique inférieur aux purées de pommes de terre, etc. On prendra donc soin de ne pas cuire excessivement les féculents ainsi que de les consommer les moins transformés possible.

MEMO : QUELS FÉCULENTS PRIVILÉGIER ?

- Les céréales complètes ou semi-complètes (blé complet, riz complet, avoine, sarrasin, quinoa...) ainsi que leurs dérivés (pain complet, pâtes au blé complet, farine complète de blé, de quinoa, de sarrasin, etc).
- Les légumes secs, qui ont également l'avantage d'être particulièrement riches en protéines végétales (lentilles, haricots rouges, pois chiches...).
- Les légumes-féculents, naturellement riches en fibres les moins transformés possible (pommes de terre, patate douce, panais, rutabaga, topinambour...).
- Et pourquoi pas, pour varier, la châtaigne ou encore le marron (qui sont aussi des féculents !).

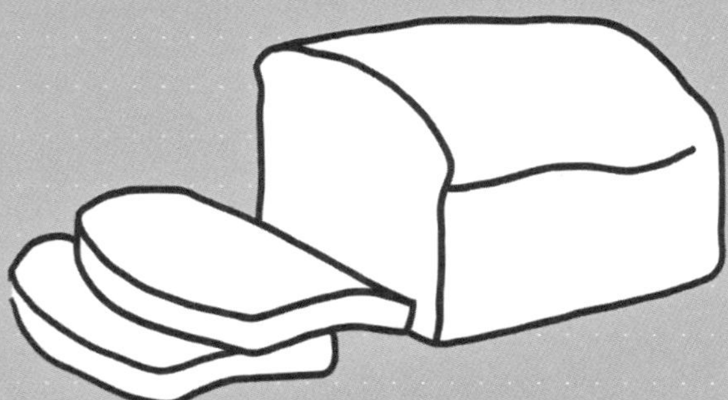

Jour 17 : Augmenter sa consommation de légumes

C'est un fait : notre consommation de légumes est insuffisante. Alors que les recommandations officielles parlent d'un minimum de « 5 fruits et légumes » par jour, une étude a dévoilé que seulement 11,8 % des Français atteignent les recommandations et 13,3 % déclarent même ne pas avoir (du tout !) consommé de légumes la veille [30].

DÉFI DU JOUR RÉINSÉRER LES LÉGUMES AU CŒUR DE SON ASSIETTE

POURQUOI LES LÉGUMES SONT-ILS BONS POUR LA SANTÉ ?

- Ce sont des aliments **très peu caloriques** (ils apportent à peine 15 à 40 kcal/100 g) et pourtant ils sont **extrêmement riches en divers nutriments**. On peut donc en consommer à volonté – à condition, bien sûr, de veiller aux matières grasses qui les assaisonnent.
- Ils sont **très denses en divers nutriments**. En remplaçant les produits industriels transformés par une alimentation plus riche en légumes, nous garantissons à notre organisme des apports plus importants et plus variés en vitamines, minéraux, fibres, antioxydants, etc. ce qui contribue à une meilleure santé à long terme.
- Ils sont notre **principale source de vitamine C**. Les personnes consommant peu de légumes et de fruits (deuxième source de vitamine C) ont plus de risques d'être carencés en cette vitamine anti-fatigue, stimulante du système immunitaire qui nous garantit une plus grande résistance aux maladies et aux infections.
- Ils apportent également des **antioxydants**, molécules connues pour lutter contre le vieillissement cellulaire et ainsi prévenir l'apparition de maladies. Avec les fruits, les légumes sont le groupe d'aliment le plus riche en antioxydants.
- Ils sont **rassasiants**, grâce à leurs richesses en fibres. En permettant de bien nous rassasier, ils évitent de manger « trop » et donc permettent de retrouver une bonne ligne.
- Les fibres contenues dans les légumes **régulent également notre transit intestinal** : elles permettent de mieux évacuer les déchets de notre corps, ce qui garantit une meilleure santé à long terme.
- Enfin, de par leur richesse en eau, les légumes **contribuent également à l'hydratation de notre organisme**.

COMBIEN FAUT-IL MANGER DE LÉGUMES PAR JOUR ?

Les professionnels de la santé recommandent de consommer au minimum **5 portions de fruits et légumes** par jour, soit minimum **3 portions de légumes** et **2 portions de fruits**. Il s'agit bien là d'un minimum…

3 CONSEILS POUR CONSOMMER PLUS DE LÉGUMES

1# **Veillez à ce que les légumes soient présents à chacun de vos repas (midi et soir).** Si votre plat principal ne contient pas de légumes, pensez à introduire une entrée (exemple : une salade de crudités en été ou une portion de soupe en hiver).

À VOUS DE JOUER !

Notez ici la liste des légumes que vous avez consommés ces derniers jours. Que constatez-vous ?

Hier	Aujourd'hui
1.	1. ....
2.	2. ....
3.	3. ....
4.	4. ....
5.	5. ....

Je consomme suffisamment de légumes : ☐ oui ☐ non

Ma consommation de légumes est variée : ☐ oui ☐ non

Ce que je peux faire pour manger plus de légumes au quotidien :

....

....

....

....

2# Prenez soin d'avoir au moins deux légumes différents par repas. De cette manière, vous ne risquez pas de vous « lasser » de votre portion.

3# Faites en sorte que les légumes représentent la part la plus importante de votre assiette : c'est-à-dire qu'il y ait plus de légumes que de féculents et de protéines.

COMMENT CONSOMMER SUFFISAMMENT DE FRUITS ET DE LÉGUMES SANS EXPLOSER SON BUDGET ALIMENTAIRE ?

Environ 30 % des Français déclarent que le principal obstacle à la consommation de fruits et légumes est leur prix élevé [31]. Il existe pourtant des astuces pour alléger son portefeuille :

1# Privilégiez les légumes de saison et locaux. Ils sont généralement plus accessibles et moins chers à l'achat.

2# Faites vos courses au marché. Comme il n'y a pas d'intermédiaire, le prix au kilo est nettement moins cher que dans les grandes surfaces. Sachez également que si vous venez à la fermeture, les producteurs bradent souvent les prix.

3# Achetez des paniers de fruits et légumes. Certains magasins ou producteurs (au marché) proposent des paniers de légumes de saison à petits prix. Vous aurez peut-être moins de choix, mais c'est une bonne idée pour soulager son porte-monnaie.

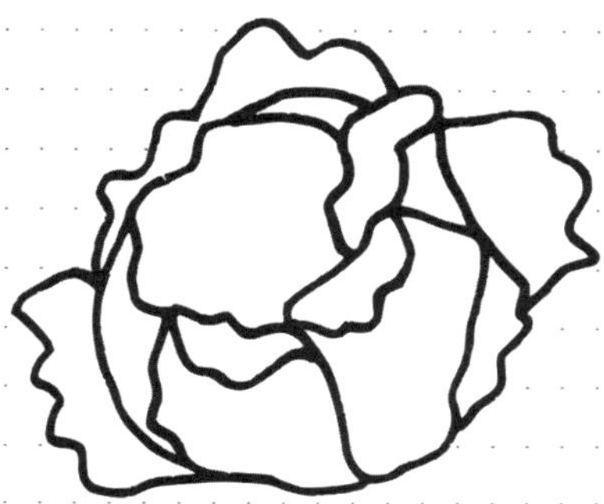

Jour 18 : Mieux choisir ses matières grasses

Si on a longtemps traqué les graisses dans notre alimentation pour leurs effets sur le poids ou encore la santé cardio-vasculaire, on sait aujourd'hui que la nature des graisses que nous consommons est tout aussi importante que la quantité pour déterminer leurs effets sur la santé. Ainsi, réduire les recommandations nutritionnelles à un simple « manger moins gras » est loin d'être suffisant pour nous aider sur la voie d'une alimentation plus saine. Aujourd'hui, je vous propose de partir à la découverte des différentes familles de graisses afin d'identifier celles à privilégier et à limiter, et mieux orienter vos choix alimentaires.

DÉFI DU JOUR CONNAÎTRE LES DIFFÉRENTES MATIÈRES GRASSES ET APPRENDRE À MIEUX LES CHOISIR

MÉMO : LE RÔLE DES GRAISSES

Les matières grasses sont nécessaires au bon fonctionnement de notre organisme, c'est pourquoi elles ne sont pas à bannir complètement !

- Les graisses forment les membranes de nos cellules.
- Sans elles, on ne peut pas transporter certaines vitamines (les vitamines A, D, E et K qui sont solubles dans les graisses).
- Elles permettent de synthétiser les hormones.
- Elles apportent des nutriments. Par exemple, les huiles végétales apportent de la vitamine E, tandis que le beurre est une source intéressante de vitamine A. Certaines graisses apportent également des acides gras essentiels (ex : les fameux oméga-3 que l'organisme ne peut pas fabriquer.
- Elles sont une source d'énergie.

CONNAÎTRE LES DIFFÉRENTES FAMILLES DE GRAISSES

Manger mieux ce n'est pas juste éviter l'excès de graisses au sein de son alimentation, c'est avant tout mieux les choisir. Et pour cela, il est indispensable de mieux connaître leurs effets.

<table>
<tr><th colspan="2">Les différentes familles de graisses</th><th>Effets santé & recommandations</th><th>Sources</th></tr>
<tr><td colspan="2">Les graisses saturées</td><td>• Résistent mieux aux cuissons à haute température.
• Réputées pour favoriser les maladies cardio-vasculaires lorsqu'elles sont consommées en excès. La réalité est un peu plus complexe. De plus en plus d'études tendent à dire que les acides gras saturés sont très variés et que tous n'ont pas le même effet sur l'organisme et sur le risque cardio-vasculaire.</td><td>• Aliments d'origine animale ++ (beurre, fromage, produits laitiers, viandes, jaune d'œuf, charcuterie...).
• Produits industriels ++
• Certaines graisses végétales : huile de coco, huile de palme, huile palmiste, huile d'arachide.</td></tr>
<tr><td rowspan="3">Les graisses insaturées</td><td>Les graisses mono-insaturées (oméga 9)</td><td>Oméga 9 :
• Résistent moins bien aux cuissons à haute température.
• Protègent des maladies cardio-vasculaires en réduisant le cholestérol LDL (le «mauvais»).</td><td>• Huile d'olive +++
• Huile de colza ++
• Avocat
• Fruits à coque (noisettes, noix de macadamia, de pécan, de cajou...)</td></tr>
<tr><td rowspan="2">Les graisses polyinsaturées</td><td>Oméga 6 :
• Protègent des maladies cardio-vasculaires.
• Favorisent l'inflammation et empêchent la bonne fluidité du sang (à éviter en excès).</td><td>• Huile de tournesol
• Huile de maïs
• Huile de pépins de raisin
• Amandes
• Noix
• Produits céréaliers, viandes...</td></tr>
<tr><td>Oméga 3 :
• Sont détruits pendant la cuisson.
• Protègent des maladies cardio-vasculaires et dégénératives (Alzheimer, Parkinson...).
• Ont une action anti-inflammatoire.
• Favorisent la fluidité du sang.</td><td>• Poissons gras (saumon, maquereau, sardines, anchois, thon rouge, hareng.,...)
• Huile de lin +++
• Huile de colza
• Huile de noix
• Huile de soja
• Graines de lin, graines de chia...</td></tr>
<tr><td colspan="2">Les graisses «trans»
= graisses insaturées qui ont été transformées («hydrogénées»)</td><td>• Dangereuses pour la santé, même en petites quantités.
• Favorisent les maladies cardio-vasculaires, la résistance à l'insuline (risque de diabète), cancer du sein, cancer du côlon...</td><td>• Huiles «partiellement hydrogénées» : à éviter!
• Produits industriels +++ qui contiennent ces huiles.</td></tr>
</table>

☐ à privilégier
☐ à consommer avec modération
☐ à éviter impérativement

À RETENIR ! POUR MANGER PLUS SAINEMENT, IL EST NÉCESSAIRE DE :

- **Surveiller ses apports en graisses saturées**, notamment celles issus des produits industriels, qui nous exposent à une consommation excessive. Pour cela, il est indispensable de lire les étiquettes nutritionnelles, dont les teneurs sont affichées dans la ligne «dont graisses saturées».
- **Privilégier autant que possible les graisses insaturées**, en prenant soin de consommer un peu plus d'oméga 9 au détriment des oméga 6, déjà très présents dans nos assiettes.
- **Avoir des sources d'oméga 3 dans son alimentation quotidienne**, afin de ne pas en manquer.
- Si les graisses saturées sont nécessaires à notre organisme en quantité adéquate, les graisses «trans» ne le sont pas. **Éviter les graisses « trans » à tout prix !**

Remarque : Les teneurs en graisses trans ne sont pas affichées sur les étiquettes alimentaires...! Il est donc indispensable de lire la liste d'ingrédients et d'éviter les ingrédients contenant des graisses «partiellement hydrogénées» (les graisses «totalement hydrogénées» sont acceptables, elles contiennent des graisses saturées).

MES CONSEILS PRATIQUES :

- **Choisir les matières grasses en fonction du mode de cuisson.** Toutes ne sont pas résistantes aux hautes températures (voir tableau ci-dessous) afin d'éviter la formation de composés toxiques en cas de chauffage à température inadaptée. De manière générale, les huiles riches en graisses saturées résistent bien à la cuisson tandis que les huiles riches en graisses insaturées sont moins résistantes.
- **Varier les huiles.** Si l'huile d'olive est réputée pour ses bienfaits, il n'est pas intéressant d'avoir uniquement des graisses «mono-insaturées» au sein de son assiette – que ce soit en termes d'avantages santé ou de mode de cuisson.
- Quelle solution ? Ce que je recommande à mes patients et lecteurs, c'est **d'avoir 3 matières grasses différentes dans la cuisine** et de les utiliser en fonction du mode de cuisson.

Voici un tableau récapitulatif qui pourra vous aider à choisir vos 3 matières grasses préférées :

Mode de cuisson	Matières grasses préconisées
Cuisson à haute température (poêle, wok, four + 200 °C...)	• Huile de coco +++ • Huile d'arachide • Huile de tournesol «oléique» spécial cuisson • Huile d'olive vierge (=raffinée)
Cuisson à basse température (mijotage, cuisson vapeur, etc)	• Huile d'olive extra-vierge • Crème fraîche, crème de soja, lait de coco (à rajouter en fin de cuisson)
Plats ne nécessitant pas de cuisson et assaisonnements (salades, vinaigrettes, tartines et ajouts après cuisson...).	• Huiles végétales riches en oméga 3 +++ : huile de colza, huile de noix, huile de noisette, huile d'avocat, huile de lin (goût fort!)... • Eventuellement huile d'olive (extra-vierge) • Beurre

À VOUS DE JOUER !

Quelles matières grasses allez-vous utiliser à partir de maintenant ? Indiquez ci-dessous au moins 3 matières grasses à varier selon le mode de cuisson :

Ma matière grasse pour les cuissons à haute température : ....
Ma matière grasse pour les cuissons à basse température : ....
Ma matière grasse pour les préparations froides sans cuisson : ....

Remarque : il est important de choisir au moins une huile riche en oméga 3 pour éviter les carences.

AU SECOURS, J'AI LA MAIN LOURDE SUR LES MATIÈRES GRASSES !

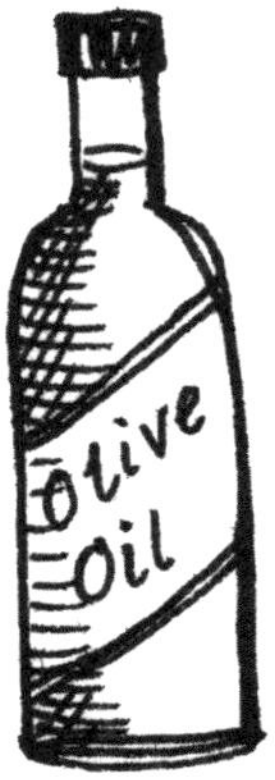

1# **N'hésitez pas à doser l'ajout de matière grasse avec une cuillère pour vous aider à prendre conscience des quantités que vous ajoutez.** Pour cela, utilisez une cuillère à soupe ou à café et essayez de vous limiter à 1 « portion » par repas (1 portion = 1 cuillère à soupe d'huile ou 1 cuillère à soupe plate de crème fraîche ou 1 noisette de beurre/margarine).

2# **Limitez-vous à un aliment « gras » par jour**. Exemples : si vous optez pour un poisson « gras » (exemple : saumon), évitez de l'accompagner au sein du même repas par de l'avocat. Si vous avez prévu d'ajouter du fromage dans votre gratin, mieux vaut ne pas proposer en plus du fromage à la fin du repas, etc.

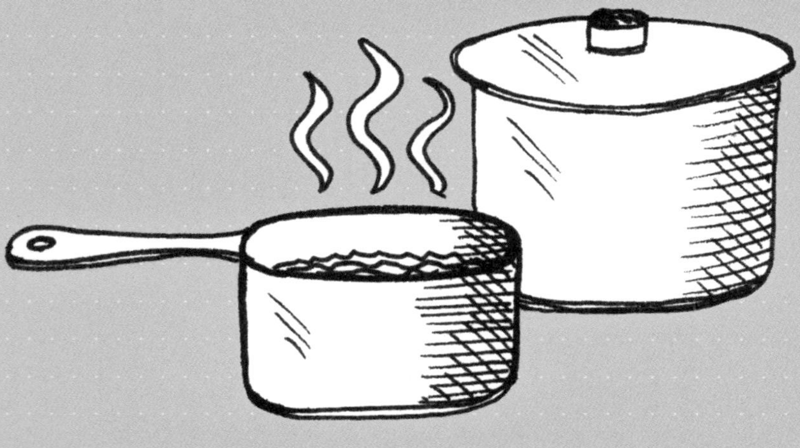

Jour 19 : Réintroduire de (vrais) fruits dans son alimentation

Les fruits jouissent d'une mauvaise image. Et pour cause, ils sont une source de «sucres», incriminés pour leurs effets néfastes sur le poids et la santé. Si les sucres sont effectivement à limiter au sein de notre alimentation, il est indispensable d'apprendre à distinguer le «sucre» des fruits et celui des produits sucrés.

DÉFI DU JOUR CONSOMMER DE (VRAIS) FRUITS, CHAQUE JOUR.

«SUCRES» : POURQUOI NE PAS METTRE LES FRUITS DANS LE MÊME PANIER

1# Le sucre naturel des fruits (appelé fructose) est présent en petites quantités – à la différence des produits sucrés.

2# Le sucre des fruits est mêlé à des fibres. Elles ralentissent son absorption, ce qui limite les pics glycémiques.

3# Les fruits ne sont pas «que» des sucres : ils contiennent tout un large panel de nutriments, notamment des vitamines (rappelons la précieuse «vitamine C») et des minéraux (potassium, magnésium...). Contrairement aux produits sucrés, ils ont un réel intérêt nutritionnel et ne sont donc pas une source de «calories vides».

4# Enfin, ils sont très riches en antioxydants et autres nutriments protecteurs qui permettent de nous protéger des maladies chroniques (diabète, maladies cardiovasculaires, cancer, etc).

FRUITS CONTRE JUS DE FRUITS

Fruits entiers	Jus de fruits
• Apport en calories modéré • Index glycémique moindre • Richesse préservée en vitamines, minéraux et antioxydants protecteurs • Teneurs en fibres intéressante • Aliment rassasiant À privilégier autant que possible!	• Apport en calories plus élevé (1 verre de jus = plusieurs fruits) • Index glycémique plus élevé • Teneurs altérées en vitamines et antioxydants • Fibres «cassées» lors de l'extraction • Moins rassasiant À consommer de manière occasionnelle.

ET LES SMOOTHIES ALORS?

Les smoothies sont un «entre deux» : ils n'apportent pas tout à fait tous les bienfaits d'un fruit entier, mais ont l'avantage d'avoir une structure moins altérée. Les fibres sont conservées et l'effet rassasiant est plus important que pour le jus de fruit. On veille néanmoins aux quantités de fruits ajoutées dans le smoothie (une portion de fruits soit 150 g) et on évite l'ajout de sucre qui n'est pas nécessaire.

Jour 20 : Revoir ses apports en protéines

Les protéines sont des nutriments très plébiscités. Véritables symboles de force, nous avons été éduqués avec l'image de la nécessité d'en consommer à chaque repas... Aujourd'hui, notre consommation de protéines pose problème : nous en mangeons trop de manière générale, nous avons tendance à privilégier les protéines animales, et souvent sous forme transformées. Faisons le point pour manger mieux.

DÉFI DU JOUR REMPLACER LES PROTÉINES ANIMALES PAR DES PROTÉINES VÉGÉTALES

2 CONSEILS POUR UN APPORT EN PROTÉINES ADÉQUAT

1# Réduire sa consommation globale de protéines

Dans les pays développés, le risque d'être carencé en protéines est faible car nous en consommons, au contraire, TROP ! Alors que les recommandations officielles préconisent 0,83g de protéines par kg de poids de corps et par jour pour un adulte, les statistiques montrent que notre consommation est proche de 1g/kg, voire plus...

Une femme adulte française a un poids moyen de 63kg et consomme en moyenne 70g de protéines par jour (source : INCA 3). Son besoin en protéines est de 52g, soit beaucoup trop (1,1g/kg/poids corporel). Cette consommation élevée de protéines a un impact sur la santé, d'autant plus que cet apport est constitué majoritairement de protéines animales et de moindre qualité. Il en est de même chez l'homme.

2# Diminuer sa consommation de protéines animales

De plus en plus d'études tendent à prouver qu'une alimentation riche en protéines animales augmente les risques de certaines maladies (cancers, maladies cardiovasculaires), en plus d'être mauvais pour le bien-être animal. L'impact écologique n'est également pas à omettre : l'élevage de viande a des conséquences sur la pollution des eaux, du sol et de l'air, elle affiche une empreinte carbone élevée et est responsable de l'épandage de pesticides et d'engrais.

Alors qu'aujourd'hui, en moyenne 60 % des protéines que nous consommons sont d'origine animale (soit près d'une calorie sur 3) [32], les recherches suggèrent de tendre vers un ratio de 15 % de calories animales et 85 % végétales [33], soit deux fois moins. Cela correspond à un maximum de 3 portions de produits animaux par jour (incluant les produits laitiers et les matières grasses animales : beurre, crème fraîche, etc).

COMMENT DIMINUER SA CONSOMMATION ?

- **Réduire la place des viandes dans notre assiette.** La viande doit être un « accompagnement » et non l'ingrédient principal de l'assiette - comme c'est le cas aujourd'hui. On fait la place aux végétaux et on opte pour des quantités moins importantes de protéines animales.
- **Réduire leur fréquence de consommation :** contrairement à ce que l'on pense, il n'y a pas d'obligation à les insérer à chaque repas ! Consommer une fois par

MANGER MOINS MAIS MIEUX

Aujourd'hui, plus de 90 % de la viande consommée en Europe, que ce soit du bœuf, du porc ou de la volaille, provient d'élevage industriels, des élevages « hors-sol » où les animaux sont élevés dans des bâtiments, dans des conditions non adaptées ce qui entrave la qualité de la viande. En consommant moins de viande, on peut se permettre de se tourner vers une viande de meilleure qualité :

- en privilégiant les viandes/poissons issues de filières plus respectueuses du bien-être animal et de notre santé (ex : Label Rouge ou encore Bleu Blanc Cœur);
- en optant aussi souvent que possible pour le bio, qui garantit une meilleure qualité de viande grâce à des réglementations plus strictes (exemple : utilisation plus encadrée d'antibiotiques, nourriture de meilleure qualité...etc);
- en remplaçant les viandes et poissons transformés (charcuteries, fritures, viandes hachées, nuggets...) par des viandes et protéines non transformées.

jour une portion de viande, de poisson ou d'œufs suffit largement lorsqu'on a une alimentation équilibrée sur la journée.

- **Suivre la règle des « 3 sources de protéines animales maximum par jour » :** Exemple : 1 bol de lait (petit déjeuner) + une portion de viande (déjeuner) + 1 yaourt (déjeuner ou soir). Or, il arrive parfois que nous comptions 3 sources animales rien qu'au sein d'un repas (ex : viande + crème fraîche + fromage) !

3# Insérer plus souvent les protéines végétales dans son alimentation

Pour mieux équilibrer ses apports en protéines, on remplace autant que possible les protéines animales par des protéines végétales. Pour cela, il convient de :

- **Réinsérer les légumes secs au sein de son alimentation.** Lentilles, haricots, pois chiches, etc. apportent en moyenne entre 20 et 25 g de protéines végétales par 100 grammes crus, soit autant que les viandes ou les poissons, avec l'avantage d'être extrêmement riches en fibres (aux effets protecteurs contre les maladies chroniques), en vitamines et minéraux.
- **Consommer une fois par jour des fruits à coque (amandes, noix, noisettes...).** Ces derniers contiennent entre 15 et 25 g de protéines par 100 grammes. Ils sont caloriques, certes (car également source de lipides), mais une petite poignée par jour est suffisante pour vous faire profiter de leur richesse en protéines sans alourdir votre assiette.
- **Cuisiner plus souvent des céréales riches en protéines**, à savoir le quinoa (13 g/100 g), les graines de sarrasin (12,9 g/100 g) ou encore l'amarante (13 g/100 g).
- **Alterner produits laitiers (lait, yaourts) et alternatives végétales (« lait » d'amande, jus de soja, d'avoine, de noisette...) :** ces dernières sont d'ailleurs plus digestes (elles ne contiennent pas de lactose), apportent des vitamines et minéraux variés, et des graisses meilleures pour notre santé cardio-vasculaire (à savoir des graisses principalement insaturées, contrairement aux produits à base de lait de vache).

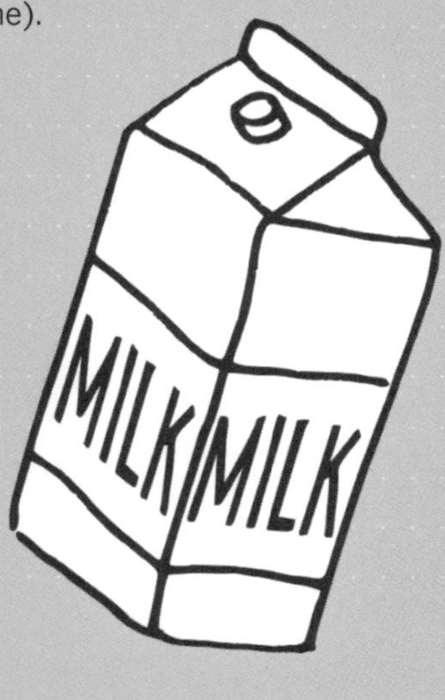

LES DIFFÉRENTES SOURCES DE PROTÉINES ET LEURS TENEURS

Les protéines animales	Les protéines végétales
• 100g de poulet cru : 20 à 23g de protéines • 100g de dinde crue : 20 à 22g de protéines • 100g de crevettes crues : 19 à 22g de protéines • 100g de poisson cru : 18 à 20g de protéines • 1 steak haché de bœuf cru (100g) : 17 à 20g de protéines • 1/2 boîte de thon en conserve (50g) : 13g de protéines • 1 œuf moyen : 7 à 8g de protéines • 2 petits-suisses (100g) : 7 à 9g de protéines • 1 morceau de fromage (30g) : 5 à 7g de protéines • 1 yaourt nature (125g) : 4 à 5g de protéines • 1 verre de lait demi-écrémé (125ml) : 4,5g de protéines	• 100g de tempeh : 18,5g de protéines • 100g de quinoa cuit : 13g de protéines • 100g de tofu : 10g de protéines • 100g d'haricots rouges cuits : 9,5g de protéines • 100g de lentilles cuites : 8,5g de protéines • 100g de pois chiches cuits : 8g de protéines • 1 cuillère à soupe de purée de cacahuète (30g) : 6,5g de protéines • 1 bol de riz complet (65g cru soit 200g cuit) : 4,5g de protéines • 1 poignée d'amandes (25g) : 5 de protéines • 1 poignée de noix de cajou (25g) : 4g de protéines • 1 tranche de pain complet (40g) : 4g de protéines • 1 petite verre de boisson au soja (100ml) : 2 à 3g de protéines • 3 à 4 tomates séchées (25g) : 3,5g de protéines • 1 cuillère à soupe de graines de chia (20g) : 3,3g de protéines • 1 cuillère à soupe de sésame (15g) : 2,5g de protéines • 2 cuillères à soupe de houmous (30g) : 2,4g de protéines

Source : Table CIQUAL 2017 (chiffres arrondis).

Remarque : un homme moyen (77kg) a un besoin journalier en protéines de 61,6g. Une femme de 63kg : 52g/jour. N'hésitez pas à utiliser le tableau ci-dessus pour vous amuser à calculer vos apports quotidiens en protéines ! Vous verrez à quel point il est facile d'atteindre nos besoins.

FAUT-IL COMPLÉMENTER LES PROTÉINES VÉGÉTALES ?

Les protéines animales sont dites «complètes» : elles contiennent tous les acides aminés «essentiels» à notre organisme en quantités suffisantes, contrairement aux protéines végétales. Pour ne pas être carencé, il est donc important d'associer plusieurs sources de protéines végétales entre elles, plus exactement **les légumes secs avec les produits céréaliers**, de manière à **combiner les différents acides aminés manquants entre eux**. Mais ce principe est important avant tout **pour les personnes véganes ou végétariennes**.

Il est à noter que, contrairement à ce que l'on pensait jusqu'à présent, il n'est pas nécessaire de combiner les protéines au sein d'un même repas. L'important est de les combiner sur la même journée. Une alimentation végétale variée permet donc d'apporter tous les acides aminés essentiels nécessaires à notre organisme.

Bonus
3 recettes riches en protéines végétales à essayer !

CHILI SIN CARNE

À servir avec du pain complet ou du riz

Ingrédients (pour 1 pers)

- Haricots rouges en conserves (500 g nets égouttés)
- Tomates concassées (200 g)
- Poivron rouge (1 grand poivron rouge)
- Maïs bio (60 g)
- Oignon blanc (1 oignon, soit 100 g)
- Ail (2 gousses)
- Bouillon de légumes (1/2 cube à diluer dans 200 ml d'eau)
- Épices : cumin, piment d'Espelette, poivre, sel.
- Huile d'olive (1 c. à s.)
- Accompagnement (facultatif) : riz blanc ou complet (180 g)

Préparation :

- Dans une poêle bien chaude et huilée avec l'huile d'olive, faire revenir l'oignon coupé en dés et l'ail finement émincé.
- Dans la poêle, ajouter le poivron coupé en dés et faire revenir quelques minutes.
- Pendant ce temps, mettre le riz à cuire (durée de cuisson figurant sur l'emballage).
- Ajouter ensuite dans la poêle les tomates concassées, le bouillon et les haricots rouges.
- Assaisonner avec du sel, du poivre, du cumin et une pincée de piment d'Espelette.
- Faire cuire le tout une dizaine de minutes en mélangeant régulièrement.
- Servir chaud avec le riz en accompagnement.

POIS CHICHES AUX ÉPINARDS

À servir avec du pain complet ou du riz

Ingrédients (pour 1 pers)

- Pois chiche cuits, en conserve (150 g égouttés)
- Épinards (1 bol soit environ 150 g)
- Riz (40 g cru)
- Oignon (1 gros oignon)
- Huile de coco désodorisée (1 c. à s.)
- Crème de coco (30 ml)
- Citron vert (1/2 unité)
- Épices : curry (1/2 c. à c. ou plus selon les goûts)
- Sel (1 pincée)

Préparation :

- Lancer la cuisson du riz.
- Pendant ce temps, dans une poêle huilée et bien chaude, mettre l'oignon coupé en carrés et les épices (curry).
- Faire dorer quelques minutes.
- Ajouter ensuite les pois chiches et faire cuire quelques minutes pour les réchauffer.
- Ajouter les épinards et la crème de coco. Assaisonner de sel et rectifier éventuellement l'ajout de curry.
- Bien mélanger puis servir chaud avec le jus de citron vert et le riz.

DHAL DE LENTILLES CORAIL

À servir avec du pain complet ou du riz

Ingrédients (pour 1 pers)

- Lentilles jaunes (125g)
- Oignon (1/2 oignon)
- Ail (1 gousse)
- Lait de coco (60ml)
- Eau chaude (125ml)
- Huile de coco (1 c. à s.)
- Épices : curry, cumin, sel et poivre.
- Facultatif : coriandre fraîche (une poignée de feuilles)

Préparation :

- Dans une poêle chaude, faire chauffer l'huile de coco puis y faire revenir l'oignon coupé grossièrement ainsi que l'ail finement haché.
- Ajouter le curry et le cumin afin d'en imprégner l'oignon et l'ail.
- Pendant ce temps, rincer les lentilles jaunes sous l'eau du robinet.
- Une fois les oignons et l'ail joliment dorés, ajouter les lentilles égouttées ainsi que le verre d'eau, puis faire cuire à feu moyen et à couvert pendant 15 à 20 minutes. Remuer de temps en temps. (Si les lentilles accrochent au fond de la poêle, rajouter un peu d'eau).
- Une fois les lentilles cuites (elles commencent alors à se décomposer), ajouter le lait de coco, le sel, le poivre et bien mélanger.
- Faire cuire deux minutes supplémentaires, rectifier l'assaisonnement si besoin et servir chaud, parsemé d'une poignée de coriandre fraîche.

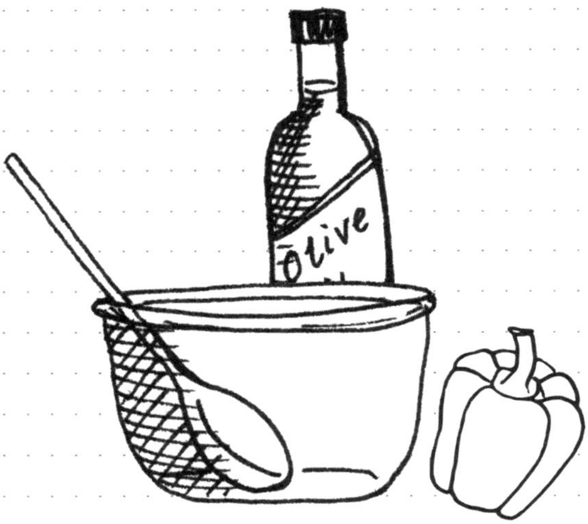

Jour 21 : Surveiller sa consommation de sel

Un Français consomme en moyenne entre 8 et 11 g de sel par jour [34], soit plus de 2 fois les recommandations de l'OMS. L'excès de sodium favorise la rétention d'eau, l'acné ou encore la cellulite, et peut mener à des problèmes plus graves (ostéoporose, maladies cardiovasculaires, cancers...).

DÉFI DU JOUR **SURVEILLER SES APPORTS EN SEL**

COMMENT RÉDUIRE SA CONSOMMATION DE SEL ?

1# **Avoir la main moins lourde sur la salière**
Prendre conscience des quantités de sel ajoutées dans ce que vous mangez est le premier pas pour mieux contrôler vos apports en sel :

- **Toujours goûter avant de saler.** Cela permet de mieux doser la quantité de sel voire, dans certains cas, de ne pas en ajouter.
- **Essayer de toujours saler au même moment.** Salez en une fois, de préférence en fin de cuisson afin de goûter et d'adapter la quantité si besoin.
- **Eviter de mettre la salière sur la table.**

2# **Remplacer le sel par de meilleures alternatives**
La première astuce est d'utiliser davantage d'herbes et d'épices. En France, nous avons le réflexe de saler et poivrer. En misant sur ces deux seules épices, on a tendance à habituer notre palais aux mêmes saveurs. Prenons exemple sur les pays du monde où l'on utilise beaucoup plus les épices et les herbes.

Herbes fraîches ou séchées	Épices	Légumes aromatiques
Aneth Basilic Ciboulette Coriandre Persil Origan Menthe Thym Basilic citron Basilic thaï Romarin Sauge Estragon Cerfeuil	Anis Cannelle Cardamome Citronnelle Clous de girofle Cumin Curry Curcuma Fenugrec Gingembre Muscade Paprika Piment de Cayenne	Ail blanc Ail rose Carotte Céleri Échalote Fenouil Navets Oignon doux Oignon rouge Poireaux Poivrons Tomates

3# Miser sur des ingrédients de bonne qualité
Cuisiner avec des ingrédients de meilleure qualité permet d'obtenir des plats savoureux qui nécessiteront donc moins d'assaisonnement pour ravir nos papilles. Voici quelques astuces pour un goût incomparable :

- Veillez à cuisiner avec des produits de préférence bio, de saison ou encore locaux : ces derniers sont plus frais et plus savoureux.
- Achetez vos épices dans un magasin spécialisé. Contrairement aux grandes surfaces, les mélanges d'épices vendues dans les magasins spécialisées sont produits en petites quantités mais plus régulièrement, de manière à garantir une fraîcheur et des propriétés gustatives idéales.

4# Privilégier les modes de cuisson qui préservent les saveurs, et non l'inverse.
On n'hésite pas à essayer la cuisson en papillote ou à l'étouffée, et on évite les cuissons trop longues qui affadissent les aliments.

5# Surveiller sa consommation d'aliments riches en sel
Certains aliments que nous avons tendance à consommer en grandes quantités sont très riches en sel : c'est surtout le problème du pain que les Français affectionnent particulièrement. Les charcuteries ou encore les fromages font également partie des aliments riches en sel. Il convient donc de ne pas en abuser.

Rappelons que les aliments vendus en restauration rapide sont également très riches en sel pour les mêmes raisons que les produits industriels. Une envie de frites ou de burger? Privilégiez-les faits maison : vous pourrez alors surveiller la quantité de sel ajoutée.

6# Garder un œil sur les produits industriels
Les produits industriels représentent la principale source de sel dans notre alimentation. Le sel est très apprécié des industriels car il prolonge la conservation des aliments, améliore la perception des saveurs et permet de masquer la présence d'ingrédients de moindre qualité...
La règle n° 1 pour surveiller ses apports en sel est de mieux choisir les produits industriels que nous achetons en lisant les étiquettes alimentaires (voir Jour 12). Il y a 2 éléments à analyser pour identifier la présence de sel :

- la ligne « teneur en sel » ou « teneur en sodium » figurant dans le tableau nutritionnel du produit : le chiffre qui y figure permet d'avoir un aperçu direct des teneurs en sel ;
- la liste d'ingrédients : si le produit en question contient du sel, ce dernier apparaîtra dans la composition.

Ceci dit, réduire sa consommation de produits industriels reste la solution la plus efficace pour limiter son exposition au sel caché.

BONUS
Le sel : oui, mais pas que !

L'IMPORTANCE DU POTASSIUM

Si l'excès de sel est accusé de tous les maux, on sait maintenant que ce n'est pas le seul paramètre à prendre en compte dans l'apparition de maladies cardio-vasculaires. On sait désormais que le sodium est connecté et agit en interdépendance avec un autre minéral indispensable : le potassium. Le corps réagit de la même façon quand les apports en sodium sont « normaux » mais que ceux en potassium sont insuffisants car ces deux minéraux forment un binôme inséparable. Veiller à avoir des apports en potassium suffisants est donc tout aussi important que veiller à ses apports en sel !

OÙ SE TROUVE LE POTASSIUM ?

Les principales sources de potassium sont les végétaux, d'où l'importance d'en consommer suffisamment !

- Les légumes, en particuliers s'ils sont crus (les plus riches : betterave rouge, avocat, courgette, épinards, navet, champignons – pleurotes, girolles, morilles… –, choux de Bruxelles, panais, fenouil, artichaut, chou, brocolis, courge butternut, salsifis…).
- Les fruits (banane, melon, cassis, goyave, kaki, grenade, pamplemousse, pêche, fruits rouges…).
- Les féculents (légumes secs, pommes de terre, patate douce, igname…).
- Certaines céréales (quinoa ++, flocons d'avoine, son d'avoine, sarrasin en graines, seigle, boulgour, épeautre).
- Les poissons et fruits de mer (notons qu'ils sont aussi source de sodium).
- Les herbes séchées et les épices.

Une alimentation riche en végétaux suffit pour combler tous nos besoins en potassium.

Si vous êtes particulièrement concernés par le sel, n'hésitez pas à vous procurer mon livre « 1 mois pour se libérer du sel » pour aborder ces thématiques plus en profondeur !

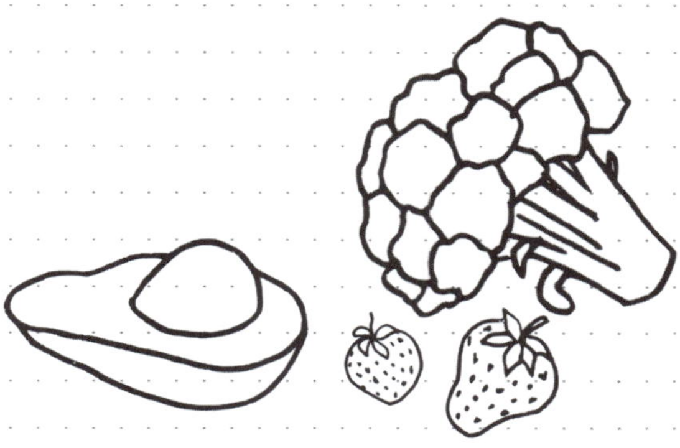

Bilan de la semaine #3

La troisième semaine du programme est terminée. C'est l'heure du bilan !

Cochez les objectifs que vous avez atteints :

Objectifs	Objectif complètement atteint	Objectif partiellement atteint	Objectif non atteint
JOUR 15 : Diminuer sa consommation de sucre et de produits sucrés			
JOUR 16 : Privilégier autant que possible les féculents non raffinés			
JOUR 17 : Réinsérer les légumes au cœur de son assiette			
JOUR 18 : Connaître les différentes matières grasses et apprendre à mieux les choisir			
JOUR 19 : Consommer de (vrais) fruits, chaque jour			
JOUR 20 : Remplacer autant que possible les protéines animales par des protéines végétales			
JOUR 21 : Surveiller ses apports en sel			

Comment vous sentez-vous en cette fin de semaine?

- Forme physique : (fatigué) 1 – 2 – 3 – 4 – 5 – 6 – 7 – 8 – 9 – 10 (en pleine forme)
- Forme mentale : (agité) 1 – 2 – 3 – 4 – 5 – 6 – 7 – 8 – 9 – 10 (détendu)
- Emotions : (anxieux, énervé) 1 – 2 – 3 – 4 – 5 – 6 – 7 – 8 – 9 – 10 (joyeux, positif)
- Manque ressenti : (aucun) 1 – 2 – 3 – 4 – 5 – 6 – 7 – 8 – 9 – 10 (important)
- Motivation : (peu motivé) 1 – 2 – 3 – 4 – 5 – 6 – 7 – 8 – 9 – 10 (très motivé)

Vos fiertés de la semaine :

Les difficultés éventuellement rencontrées :

Commentaires éventuels sur cette semaine :

sem 4

Changer sa façon de s'alimenter

Jour 22 : Apprendre à s'organiser pour manger mieux

L'organisation est la clé pour manger sainement… et sereinement. L'une des raisons les plus fréquentes pour lesquelles on craque pour des pâtes ou un plat préparé industriel une fois rentré du travail est le manque d'organisation. Et c'est là qu'on finit par opter pour la malbouffe ! Mais comment mieux s'organiser pour éviter ce problème ?

DÉFI DU JOUR PLANIFIER SES REPAS À L'AVANCE

COMMENT PLANIFIER SES REPAS EN AMONT ?

1# Trouver des idées de recettes équilibrées

L'objectif en planifiant ses repas est de mettre sur papier des idées de recettes équilibrées et rapides à réaliser, que vous pourrez ressortir le moment venu, de manière à ne plus entendre la phrase de détresse : *« Je ne sais pas quoi mangeeeeer… »* ! Pour cela :

- **Règle n° 1 : Choisissez des idées de recettes simples et rapides à réaliser** pour la semaine, de manière à ne pas être découragé une fois venu le moment de cuisiner… Vous pouvez garder les plats plus complexes pour le week-end ou les jours où vous avez plus de temps pour cuisiner.
- **Règle n° 2 : Privilégiez les recettes que vous connaissez déjà.** Rien de pire que de perdre un quart d'heure pour déchiffrer une nouvelle recette, alors que vous êtes fatigué et que vous avez faim.
- **Règle n° 3 : Planifiez malin**. Pensez à réutiliser des ingrédients déjà planifiés pour d'autres repas. Par exemple : vous avez prévu de faire une fondue de poireaux ? Utilisez les restes pour prévoir un autre repas sur le thème des poireaux (tarte, pâtes, etc.).

2# Faire les courses pour la semaine

Planifier ses repas en amont permet aussi d'être plus efficace en faisant les courses moins souvent et mieux, puisque vous pourrez établir avec précision la liste et les quantités exactes des aliments dont vous aurez besoin pour la totalité de la semaine !

- Une fois les idées recettes de la semaine établies sur papier, **faites votre liste de courses** en fonction des ingrédients dont vous aurez besoin cette semaine.
- **Faites les courses en amont :** le week-end ou le lundi, selon vos préférences, mais assurez-vous d'avoir les courses faites pour le début de la semaine. Cela permet de faire des économies : vous **achetez uniquement ce dont vous avez besoin**, plus d'achats inutiles ! De plus, acheter en grandes quantités revient souvent moins cher au kilogramme.

3# Cuisiner !

Une fois le moment venu, il n'y a plus qu'à ressortir les ingrédients et cuisiner votre plat du jour ! Simple, rapide et efficace.

Maintenant que vous avez compris la méthode, essayons de prévoir vos repas pour les prochains jours. Je vous livre en bonus un exemple d'une semaine équilibrée. Comme beaucoup d'entre vous ne mangent pas à la maison le midi, nous nous concentrerons sur le dîner.

BONUS !
Deux semaines de repas équilibrés

Exemple 1 : Semaine classique
Afin de ne pas risquer d'avoir une alimentation trop riche en protéines, et notamment en protéines animales, on veille à adapter le repas du déjeuner en fonction du dîner. N'hésitez pas à surligner en couleur les sources de protéines animales (viande, poisson et produits à base de lait de vache) afin de vous assurer qu'il y en a moins de 3 par jour.
Les repas sans protéines (légumes + féculents ou 100 % légumes) sont possibles pour les jours où l'on a consommé une source de protéines végétales ou animales le midi.
À adapter selon les aliments de saison !

	Petit déjeuner	Déjeuner		Dîner	
Lundi	Bol de céréales (muesli + lait d'amande + 1 fruit)	Repas cantine ou Tupperware® de la veille 1 fruit entier		Lentilles aux carottes Pain complet 1 PL/1 APL	PV (légumes secs 1)
Mardi	Bol de céréales (flocons d'avoine + lait d'amande + 1 fruit)	Repas cantine ou Tupperware® de la veille 1 PL/1 APL		Spaghettis de blé complet Sauce bolognaise au tofu 1 fruit entier	PV (tofu)
Mercredi	Bol de céréales (muesli + lait de noisettes + 1 fruit)	Repas cantine ou Tupperware® de la veille 1 fruit		Omelette aux épinards et tomates confites Pain aux céréales 1 APL	PA (œuf)
Jeudi	Bol de céréales (flocons d'avoine + lait d'amande + 1 fruit)	Repas cantine ou Tupperware® de la veille 1 fruit		Poivrons farçis au riz et aux champignons, à la sauce tomate Salade de crudités 1 PL/1 APL	VG
Vendredi	Bol de céréales (muesli + lait de noisettes + 1 fruit)	Repas cantine ou Tupperware® de la veille 1 PL/1 APL		Burger maison au saumon, frites de patate douce Salade coleslaw (carotte + chou) 1 fruit	PA (poisson gras)
Samedi	Bol de céréales (muesli + lait de soja + 1 fruit)	Tarte aux blettes (crème fraîche) Salade verte Vinaigrette maison 1 dessert « plaisir »	VG	Pois chiches aux épinards et au curry Riz semi-complet 1 salade de fruits maison	PV (légumes secs 2)
Dimanche	Crêpes maison + miel ou chocolat noir (à faire fondre sur les crêpes) 1 jus de fruit maison	Purée maison (crème fraîche) de pommes de terre Brocoli vapeur Cabillaud au citron 1 dessert « plaisir »	PV (poisson maigre)	Soupe de légumes de saison Croûtons de pain complet sauté à l'ail 1 fruit	VG (2)

Exemple 2 : Semaine végétarienne

L'important est de veiller à avoir des protéines végétales au moins une fois par jour et à mettre en pratique la complémentation des protéines (voir Jour 20). Un régime lacto-végétarien peut contenir des produits laitiers ou des matières grasses animales : dans ce cas, on veille à ne pas dépasser 3 portions par jour – toujours dans un but de conserver un bon ratio protéines végétales/protéines animales. Chers lecteurs végétaliens, n'hésitez pas à supprimer les produits laitiers des recettes pour un menu 100 % vegan !

	Petit déjeuner	Déjeuner		Dîner	
Lundi	Bol de céréales (muesli + lait d'amande + 1 fruit + 1 poignée d'amandes)	Repas cantine ou Tupperware® 1 PL ou APL	PV ou VG	Salade froide de lentilles, courge butternut, salade roquette, feta 1 fruit	PV (légumes secs 1)
Mardi	Bol de céréales (flocons d'avoine + lait d'amande + 1 fruit + 1 poignée de noix)	Repas cantine ou Tupperware® 1 PL ou APL	PV ou VG	Haricots verts sautés au tofu Riz complet 1 fruit	PV (tofu)
Mercredi	Bol de céréales (muesli + lait de noisettes + 1 fruit + 1 poignée d'amandes)	Repas cantine ou Tupperware® 1 fruit	PV ou VG	Couscous de légumes (semoule complète + pois chiches + légumes de saison) 1 PL ou APL	PV (légumes secs 2)
Jeudi	Bol de céréales (flocons d'avoine + lait d'amande + 1 fruit + 1 poignée de noix)	Repas cantine ou Tupperware® 1 PL ou APL	PV (car pas de PV le soir)	Quiche tomates et mozzarella Salade verte Vinaigrette maison 1 salade de fruits maison	VG
Vendredi	Bol de céréales (muesli + lait de noisettes + 1 fruit + 1 poignée de noix de cajou)	Repas cantine ou Tupperware® 1 PL ou APL	VG ou PV	Soupe de lentilles aux poivrons Pain complet 1 fruit	PV (légumes secs 3)
Samedi	Bol de céréales (muesli + lait de soja + 1 fruit + 1 poignée d'amandes)	Pain pita aux falafels (pois chiches) et aux légumes de saison 1 dessert « plaisir »	PV (légumes secs)	Pizza maison (fromage) au chou kale 1 fruit	VG
Dimanche	Gaufres maison + beurre de cacahuètes 1 jus de fruit maison	Nouilles sautées au tofu et aux légumes, sauce cacahuète 1 dessert « plaisir »	PV (tofu)	Galette de sarrasin aux épinards et au fromage de chèvre 1 fruit	VG

LÉGENDE

VG = végétarien (sans protéines végétales ou animales)
PV = protéines végétales (tofu ou légumes secs)
PA = protéines animales (poisson ou œufs ou viande)
PL = Produit laitier (exemple : 1 morceau de fromage ou 1 yaourt)
APL = Alternative végétale aux Produits Laitiers : au soja, au lait de coco, au jus d'amande, etc.

À VOUS DE JOUER !

Ma semaine de repas équilibrée :

	Petit déjeuner	Déjeuner		Dîner	
Lundi					
Mardi					
Mercredi					
Jeudi					
Vendredi					
Samedi					
Dimanche					

	Petit déjeuner	Déjeuner		Dîner	
Lundi					
Mardi					
Mercredi					
Jeudi					
Vendredi					
Samedi					
Dimanche					

Aidez-vous des terminologies pour vous encourager à mieux équilibrer vos apports en protéines :

PV = protéines végétales
PA = protéines animales
VG = végétarien (sans PV ni PA)
PL = Produit laitier (ex : 1 morceau de fromage ou 1 yaourt)
APL = Alternative végétale aux produits laitiers (au soja, au lait de coco, au lait d'amande, etc).

Au secours, je n'ai pas d'inspiration pour cuisiner sainement !

Voici mes astuces pour trouver des idées recettes quand je manque d'inspiration !

5 FAÇONS DE TROUVER DE L'INSPIRATION POUR CUISINER SAINEMENT

1# Les livres de recettes
Les livres de recettes sont l'outil le plus simple pour dénicher de délicieuses idées de plats sains et gourmands. Si vous n'en avez pas, c'est le moment d'investir.

2# Instagram
Instagram est le réseau social par excellence de la *food*, c'est aussi pour cela que j'y suis très présente ! C'est une mine d'or en matière d'inspiration de petits plats.

Comment l'utiliser ? En vous abonnant à des comptes qui proposent des recettes. Quand je recherche des inspirations culinaires, je file voir mes comptes healthy préférés : @clemfoodie, @chezmisa, @livionna02, @doeatwithlove,@mygreedyside.... Si je ne trouve pas mon bonheur, je trouve des idées en tapant des hashtags comme #cuisinesaine #ideerecette #recettedujour ou encore #mangermieux dans la barre de recherche. De mon côté, lorsque je « valide » une recette, je la poste sur mon feed instagram (@drbonnebouffe) pour mes abonnés. Du coup, lorsque je manque d'inspiration, il m'arrive aussi de jeter un coup d'œil sur mes anciens posts pour trouver une recette !

3# Pinterest
Pinterest est mon deuxième outil préféré pour trouver de l'inspiration. C'est un moteur de recherche d'images particulièrement performant pour trouver des recettes très précises.

Comment l'utiliser ? Je tape dans la barre de recherche « recette + le nom de l'aliment qui me donne envie » (exemple : recette tomates) et voilà des centaines d'idées recettes de repas savoureux, gourmands et sains ! Seul bémol : il faut s'inscrire pour accéder aux recherches.

4# Les menus des restaurants
Quand je vais dans un restaurant inspirant, je n'hésite pas à prendre une photo de la carte ! Cela permet ainsi de garder une trace des plats proposés pour les jours où je chercherai des idées de repas nouveaux. Alors, n'hésitez pas à faire pareil ! Vous pouvez aussi vous rendre sur les sites internet de vos restaurants préférés.

5# Les voyages
Il n'y a pas de doute : les voyages sont une possibilité d'ouverture culinaire immense. Quand je voyage, une chose me passionne : découvrir les spécialités locales, de nouveaux aliments, de nouveaux plats. Je n'hésite pas à prendre en photo tout ce que je découvre.

Jour 23 : Apprendre à manger plus lentement

Dans nos vies à mille à l'heure, nous avons souvent tendance à engloutir nos repas sans réfléchir. Une fois le repas fini, il nous arrive d'être frustrés ou d'avoir encore faim... ! Et si le problème venait aussi de notre manière de manger ?

DÉFI DU JOUR MANGER PLUS LENTEMENT

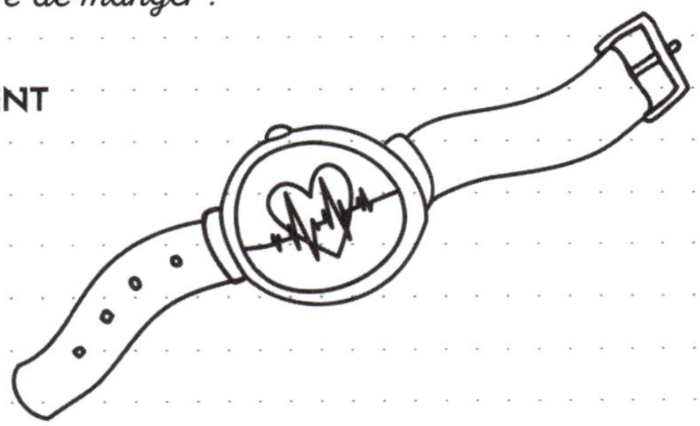

POURQUOI MANGER MOINS VITE ?

1# Reprendre conscience de ce que l'on mange
Manger lentement permet de prendre conscience de ce que nous mangeons, plutôt que de simplement engloutir sans réfléchir. Cela permet d'être dans l'instant présent et de mieux ressentir les différents aliments, les différentes saveurs ou encore les variations de textures qu'il y a dans notre assiette.

2# Apprécier davantage ce que l'on mange
En portant une meilleure attention sur chacune des bouchées, on ressent mieux le plaisir que chacune d'elle nous procure. Pas de risque d'être étonné ou frustré à la fin du repas (quoi, j'ai déjà fini mon assiette ?).

3# Avoir une meilleure digestion
La digestion commence dans la bouche : plus nous mastiquons, plus le travail sera facilité pour notre estomac. Manger plus lentement, c'est mâcher mieux la nourriture et donc éviter tous les désagréments liés à une mauvaise digestion, à savoir ballonnements, lourdeurs d'estomac ou encore maux de ventre.

4# Ralentir un peu
Les repas permettent de faire une pause au milieu de nos journées bien chargées. Ils permettent de souffler et de constituer une petite bulle de bien-être pour déconnecter ou ralentir. À condition de bien exploiter ce moment ! Avant tout chose, on prend soin de prendre quelques minutes pour soi avant de commencer le repas, par exemple en allant faire un tour ou en respirant pour décharger les éventuelles émotions négatives (l'alimentation ne doit pas être un défouloir pour le stress ou les émotions). Une fois à table, on se concentre sur le repas et on prend son temps avant tout.

5# Se rebeller contre les fast-foods et la vie rapide
Outre les nombreux avantages que peut apporter le fait de manger plus lentement, ce qu'on appelle désormais la *slow food* (le fait de manger doucement) peut également être un moyen de se rebeller contre le fast-food et le mode de vie trop rapide que notre société nous inflige. Ainsi, manger lentement devient toute une philosophie : c'est croquer la vie à pleines dents et l'apprécier à son maximum !

6# Manger moins vite… pour manger moins
Enfin, dernier avantage mais pas des moindres : manger plus lentement nous permet de manger moins. Une étude menée sur le sujet a montré que les participants mangeaient moins et consommaient moins de calories lorsqu'ils s'y prenaient lentement [35]. L'étude révèle également que manger plus lentement permet de se sentir mieux rassasié pendant les repas et d'être moins tentés de grignoter après avoir mangé – ce qui a indéniablement un effet positif sur le poids à long terme. Encore mieux qu'un régime!

À VOUS DE JOUER!

Combien de temps durent vos repas, en général?

Chronométrez-vous lors de vos prochains repas, et essayez de faire mieux les prochains jours!

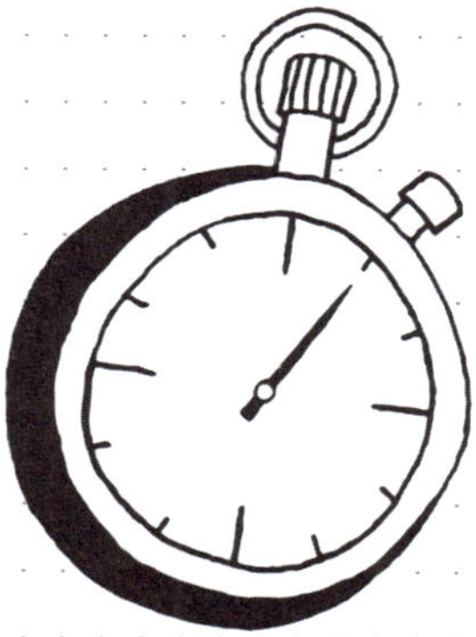

Jour 24 : Écouter sa faim... mais aussi l'absence de faim !

Notre estomac est constamment sollicité, que ce soit par notre rythme alimentaire intense (rappelons que nos ancêtres ne mangeaient qu'une fois par jour, parfois moins) ou encore les grignotages engendrés par les tentations si fréquentes de notre quotidien. Pourtant, si l'alimentation est vitale, elle ne doit pas être un automatisme et, encore moins, avoir de l'emprise sur nous. Donner du répit à son système digestif est l'occasion de prendre du recul par rapport à son alimentation et soulager son estomac pour mieux manger à la reprise.

DÉFI DU JOUR **APPRENDRE À ÊTRE DAVANTAGE À L'ÉCOUTE DE SA FAIM/ SON ABSENCE DE FAIM**

COMMENT ÉVITER DE SURCHARGER SON SYSTÈME DIGESTIF ?

1# Manger uniquement lorsque l'on a faim
Cela paraît évident et pourtant c'est le conseil n° 1 de cette journée : les tentations de manger sans faim peuvent être nombreuses au quotidien, parce que c'est l'heure du repas ou que l'on nous offre un aliment... Apprenons à déceler les bonnes occasions des mauvaises en évitant de craquer lorsque l'on n'a pas d'appétit. On vous offre un encas ? Demandez-vous si vous en avez vraiment besoin. Vous pouvez tout à fait l'accepter, mais le manger... plus tard (exemple : en dessert de votre prochain repas). La gourmandise n'est pas un vilain défaut lorsque l'on sait la gérer !

COMMENT DISTINGUER UNE VRAIE FAIM D'UNE ENVIE DE GRIGNOTER ?

Pour distinguer une vraie faim (la faim « physiologique ») d'une envie de grignoter (que j'appelle « faim émotionnelle »), il est indispensable de s'observer et d'identifier les symptômes relatifs à l'une ou à l'autre, à savoir :

Faim biologique	Faim émotionnelle
Creux dans l'estomac, gargouillis, gorge nouée, baisse de concentration, baisse d'énergie, fatigue, sensation de froid, irritabilité, nervosité... (si faim extrême)	Envie obsessionnelle d'un aliment particulier ou non, pensées focalisées sur l'envie de manger, baisse de concentration, irritabilité

2# Supprimer les grignotages
Les grignotages entravent non seulement notre équilibre alimentaire mais représentent aussi des apports supplémentaires en énergie. S'ils sont consommés sur une base trop fréquente ou en grandes quantités, ils surchargent notre système digestif. N'hésitez pas à relire mes conseils du Jour 6 pour les chasser de votre alimentation !

3# Diminuer le nombre de prises alimentaires par jour

Il est conseillé à un adulte de consommer 3 repas par jour. Les collations matinales ou encore les goûters ne sont PAS obligatoires chez l'adulte. Ils sont recommandés chez les enfants (car leurs besoins énergétiques sont importants) et chez les personnes âgées (du fait du risque plus élevé de dénutrition avec l'âge). Chez l'adulte, ils peuvent être utiles seulement dans certains cas :

- si vous vous levez particulièrement tôt (cas des travailleurs matinaux qui commencent leur journée à 6h00, voire avant);
- si vous déjeunez particulièrement tard. Exemple : vous déjeunez à 14h00 et vous prenez votre petit déjeuner à 7h00. Dans ce cas-là, le laps de temps entre votre petit déjeuner et votre déjeuner est particulièrement long et il est normal d'avoir faim en cours de matinée;
- si vous n'avez pas eu le temps de petit déjeuner. Vous pouvez alors prévoir une collation matinale afin de «tenir» jusqu'au déjeuner;
- si vous mangez trop peu aux repas, ce qui met en péril votre santé (exemple : en cas d'opérations chirurgicales de résection de l'estomac).

Si vous ne faites pas partie de ces cas, inutile d'augmenter vos apports énergétiques avec une collation.

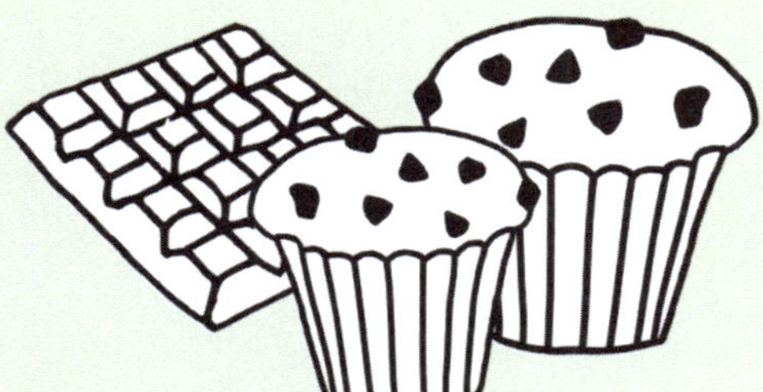

4# Être à l'écoute

Si le petit déjeuner est effectivement un repas très important, il n'y a pas de raison de vous forcer sous prétexte qu'une diététicienne a dit qu'il ne fallait jamais rater ce repas! Dans certains cas, il est tout à fait recommandé de ne pas petit déjeuner. Par exemple lorsque vous avez trop mangé la veille et que vous vous sentez encore trop lourd ou que vous avez mal au ventre. Il est inutile de surcharger votre estomac d'un repas supplémentaire, si ce dernier vous envoie des signes qu'il n'est pas prêt.

JE N'AI JAMAIS FAIM LE MATIN, EST-CE NORMAL?

La nuit, notre organisme sécrète une hormone (appelée la leptine) en charge de couper la sensation de faim – un rôle essentiel puisque cela nous permet d'éviter de nous lever la nuit pour manger... Pratique! Le matin, quand on se réveille, les effets de la leptine se dissipent. Chez certaines personnes, la sensation de faim arrive relativement rapidement; chez d'autres, ce processus est beaucoup plus long. Il ne faut donc pas s'inquiéter.

- Si votre faim du matin arrive tardivement, commencez votre journée tranquillement. Levez-vous, préparez-vous et vaquez à vos occupations; dès que les signaux de la faim apparaissent, passez à table pour le petit déjeuner.
- Si votre faim arrive seulement une fois au travail, prévoyez un petit déjeuner sur place si vous en avez la possibilité, ou lors de votre pause.

5# Respecter le rythme de notre organisme
Le mécanisme est le même pour les autres repas. Si la faim n'arrive pas à l'approche d'un repas, on peut choisir de décaler son repas d'une heure ou deux, par exemple. Il est très important d'être à l'écoute de son organisme et de son rythme alimentaire, qui peut changer d'un jour à l'autre : selon notre état physique ou encore selon ce que l'on a mangé aux repas précédents ou la veille.

6# Adapter les quantités selon notre appétit
Autre façon d'être davantage à l'écoute de son organisme pour ne pas le surcharger : manger plus légèrement que d'habitude. Exemple : vous sentez que votre estomac ne s'est pas encore remis du déjeuner et vous aviez prévu du riz ou un autre féculent en accompagnement de votre dîner? N'hésitez pas à vous en passer et miser sur les légumes (plus légers) ou alors à vous servir moins que d'habitude.

7# Mettre son estomac sur pause quand il le faut
Parfois, ne pas manger peut faire du bien à l'organisme. Un exemple concret est la période des fêtes de fin d'année où l'on a souvent tendance à manger en excès. Faire une journée légère (à base de soupes et de légumes) ou jeûner peut alors être la bonne attitude à avoir. Soyez à l'écoute des signes que votre estomac pourrait vous envoyer lorsque ce sera le bon moment : lourdeurs, ballonnements, temps de digestion long, maux de ventre...

À VOUS DE JOUER !

Vous arrive-t-il de ressentir que votre estomac est surchargé? ☐ oui ☐ non

Que pourriez-vous faire pour le soulager au quotidien? Notez vos bonnes résolutions ci-dessous :

- ....
- ....
- ....
- ....

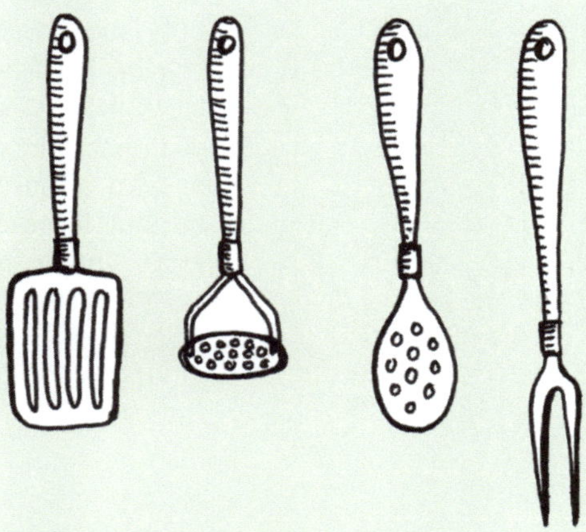

Jour 25 : Renouer avec ses sensations de satiété

Si jusqu'à présent nous avons abordé la composition de nos assiettes, un point essentiel d'une alimentation saine est la gestion des quantités. Souvent, on s'arrête de manger seulement quand on a fini son assiette (parfois trop remplie !) ou quand notre ventre est si plein qu'on a besoin de déboutonner son pantalon. Cela a un impact sur notre santé et aussi notre poids à long terme. Pourtant, notre organisme manifeste de façon naturelle le moment où il conviendrait de s'arrêter de manger... Apprenons à le détecter !

DÉFI DU JOUR APPRENDRE À S'ARRÊTER DE MANGER AU BON MOMENT

LA SATIÉTÉ, C'EST QUOI ?

La satiété est l'état physiologique qui indique que notre faim est entièrement satisfaite et que l'heure est venue de mettre fin à la prise alimentaire.
Elle n'est pas à confondre avec le rassasiement, qui est psychologique et qui concerne un aliment/un plat. Exemple : vous êtes rassasié du plat principal (sans forcément avoir terminé votre assiette) mais vous avez encore faim pour un dessert.

Les signes qui montrent que vous avez assez mangé :	Les signes qui montrent que vous avez trop mangé :
• Estomac légèrement tendu • Ventre normal • Sensation de légèreté • Lassitude du goût • Pas de plaisir gustatif • Sensation de plénitude • Sensation de bien-être	• Estomac qui « tire » • Ventre très tendu • Sensation de lourdeur • Besoin de s'allonger • Ecœurement • Mal de ventre • Envie de dormir, fatigue

5 CONSEILS POUR APPRENDRE À DÉTECTER SON SEUIL DE SATIÉTÉ

Le seuil de satiété est le moment du repas où notre estomac a suffisamment reçu à manger, ce qui déclenche des signaux. C'est le bon moment pour terminer le repas ! Pour savoir à quel moment s'arrêter de manger, il est important d'apprendre à le détecter. Voici quelques astuces pour ne pas le rater :

1# Commencer par ressentir la faim
Pour bien ressentir la satiété, il faut au préalable avoir ressenti la faim. Cela peut paraître évident mais là encore, la faim est une sensation qui n'est pas forcément éprouvée par tout le monde du fait que nos repas sont souvent pris à heures fixes (pour des questions d'organisation, on passe à table même si la faim n'est pas encore arrivée) et du fait que nous avons tendance à manger trop vite, sans prendre conscience de nos sensations.

2# Prendre le temps pour manger
Il faut savoir que les messages de satiété mettent 15 à 20 minutes pour remonter au cerveau. Si nous mangeons trop vite, notre cerveau n'a pas le temps de recevoir les signaux de la satiété, alors

nous aurons tendance à manger beaucoup plus que nécessaire. Prendre du temps pour manger et manger lentement permet de laisser le temps à la satiété de se manifester. Cela amène à mieux percevoir tous les signes que notre organisme nous envoie et donc, de stopper à temps.

3# Être à l'écoute de ses sensations
Certains facteurs, comme l'environnement ou les émotions (stress, angoisse, colère...) peuvent nous déconcentrer et nous empêcher de bien percevoir notre niveau de satiété. Pour cette raison, il est important d'être conscient de ses émotions et de manger dans de bonnes conditions : au calme, sans distraction... Concentrez-vous sur votre repas et ne perdez pas de vue les sensations qui apparaissent.

4# Se servir au fur et à mesure
Une autre astuce est de se servir de petites assiettes, quitte à se resservir plusieurs fois. Bien sûr, à chaque fois que vous vous resservez, demandez-vous si vous avez toujours faim.

5# Arrêter de manger au bon moment
On a souvent tendance à avoir les yeux plus gros que le ventre : on se sert une grosse assiette en pensant qu'on réussira à la finir mais en fait – non. Résultat : on se force par politesse ou courtoisie, même si l'on a plus faim. Si vous n'avez plus faim, gardez les restes dans le réfrigérateur ou proposez-les à votre voisin de table/enfant/partenaire plus affamé que vous !

À VOUS DE JOUER !

Une façon simple d'apprendre à être plus à l'écoute de ses sensations est de tenter de les décrire sur une feuille de papier. Lors de votre prochain repas, faites le test et notez tous vos ressentis ci-dessous !

Sensations	Avant le repas	La première bouchée	Milieu de repas	Fin de repas	Après le repas
Date du repas : Heure : Lieu :					
Date du repas : Heure : Lieu :					

N'hésitez pas à reproduire cet exercice autant de fois que vous le souhaitez. Vous pourrez ainsi vous apercevoir que les sensations de satiété sont souvent les mêmes ! Une fois que vous l'aurez compris, vous arriverez plus facilement à vous arrêter de manger à l'avenir, même sans votre carnet de notes.

Jour 26 : Privilégier autant que possible l'alimentation bio et locale

Consommer des produits bruts, pourtant non transformés, nous expose aussi à certains risques. En France, chaque année, on compte environ 80 000 tonnes de pesticides épandus en moyenne (herbicides, insecticides et fongicides), ce qui fait de notre pays le 1er utilisateur européen de pesticides. Avec l'utilisation accrue d'OGM et d'additifs, bien choisir la qualité de ce que l'on mange devient une vraie problématique pour limiter notre exposition aux substances indésirables.

DÉFI DU JOUR **VEILLER À LA QUALITÉ DES PRODUITS BRUTS QUE L'ON ACHÈTE**

LES 3 AVANTAGES DU BIO

1# Moins de toxiques
L'agriculture biologique est plus stricte sur l'utilisation d'additifs. Alors que l'agriculture conventionnelle en tolère 300, seulement une cinquantaine d'additifs est autorisée dans l'agriculture biologique. Selon des études menées par l'EFSA, 37,74 % des fruits et légumes issus de l'agriculture intensive contenaient des traces de pesticides, contre à peine 2 % des échantillons bios analysés par la France [36]. En moyenne, les consommateurs ont donc 18 fois moins de risques de trouver un résidu de pesticide dans un aliment bio.
Rappelons que les additifs sont incriminés pour leur toxicité, probablement amplifiée par leur « effet cocktail » (= un additif classé « sans impact » peut s'avérer dangereux associé à un autre additif) peu étudié jusqu'à présent, d'où l'importance de les limiter autant que possible.

2# Une moindre exposition aux OGM
L'agriculture bio interdit l'usage d'aliments issus d'OGM (bien qu'elle prévoit une possible présence de traces d'OGM à hauteur de 0,9 %). Manger bio reste tout de même une garantie de limiter considérablement notre exposition aux OGM qui soulèvent également de nombreuses problématiques quant à leurs effets sur notre santé.

3# Plus de nutriments
De plus en plus d'études montrent qu'il y a bien des différences entre les aliments bio et les autres. Ainsi, selon l'étude publiée dans le *British Journal of Nutrition*, les fruits, légumes et céréales bio contiendraient en moyenne 17 % d'antioxydants en plus que ceux de l'agriculture conventionnelle. Parmi les antioxydants les plus connus, on retrouve la précieuse vitamine C, les polyphénols ou encore le bêta-carotène [37].

BIO : OUI MAIS…

Dans l'esprit d'un grand nombre de consommateurs, manger bio est synonyme de santé pour toutes les raisons évoquées précédemment. Cependant, il convient de ne pas oublier que la mention « bio » ne dédouane pas l'aliment. Exemple : des chips « bio » - avec de la pomme de terre bio, de l'huile bio et des aromates bio - restent des chips et donc un type d'aliment à limiter. Idem pour le fromage bio (qui reste un produit gras) ou encore la confiture bio (qui restent un produit sucré). Manger du fromage ou encore des pâtes «bio» ne protège pas des conséquences liées aux excès (surpoids, obésité...).

MÉFIANCE VIS-À-VIS DES PRODUITS INDUSTRIELS «BIO»!

Le label bio certifie **que les ingrédients utilisés sont de meilleure qualité. Il ne garantit aucunement que la composition du produit est meilleure!** Il est très important d'être conscient de cette nuance. Tout ce qui est étiqueté bio n'est pas forcément meilleur. On peut toujours trouver de très bonnes compositions, comme des mauvaises. Bien sûr, lorsque c'est possible, il est préférable de choisir le bio, mais cela ne doit pas constituer le seul critère à prendre en compte! Vérifiez toujours la composition nutritionnelle.

À VOUS DE JOUER!

Voici les étiquettes de deux marques de jus d'orange. L'une est bio, l'autre non. Lequel de ces deux jus choisiriez-vous?

Jus d'orange «bio» marque #1	Jus d'orange «non bio» marque #2
Liste d'ingrédients : jus d'orange à base de concentré (70%), eau, sucre, acidifiant : jus de citron à base de jus concentré.	**Liste d'ingrédients :** jus d'orange.

RÉPONSE : le jus «non bio» ici présenté est à privilégier, car sa composition est plus simple et ne présente aucun additif.

EN PRATIQUE! COMMENT MANGER BIO QUAND ON A UN PETIT BUDGET?

Si le bio apporte de nombreux avantages, son prix plus élevé est souvent un frein pour en acheter.

1# Connaître les produits à privilégier bio
Alors qu'il vaut mieux acheter bio certains aliments, pour d'autres, l'avantage est minime. Les produits à privilégier bio :

- **Les céréales complètes (le pain complet, le pain aux céréales) :** les pesticides se concentrent dans l'écorce du blé. De ce fait, les céréales complètes, qui conservent toute leur enveloppe, ont intérêt à être consommées bio afin de limiter notre exposition aux pesticides.
- **Les œufs :** la réglementation des poules bios limite l'utilisation des antibiotiques (autre problème des protéines animales non bio), en plus de leur fournir une alimentation quasi-entièrement biologique (à minimum 95%) et donc garantie sans OGM et pesticides (ou du moins bien moins que les œufs non bio).
- **Les fruits et légumes :** certains sont particulièrement arrosés de pesticides (voir tableau page suivante), il est donc important de les choisir bio. Pour les autres, qu'ils soient bio ou pas, veillez tout de même à bien les laver.
- **Les poissons gras** : la majorité des pesticides sont solubles dans les graisses, et donc ont tendance à se loger dans les réserves graisseuses des animaux. Il devient particulièrement important de choisir les poissons, voire les viandes, riches en graisses (comme le saumon, le thon, etc) bio, afin de limiter notre exposition à ces pesticides liposolubles. Pas d'inquiétude pour votre porte-monnaie, si vous diminuez votre consommation de protéines animales comme indiqué au Jour 20, vous serez quand même gagnant!

Les autres groupes d'aliments (viandes, produits laitiers : yaourts et fromages, produits sucrés...) sont généralement moins présents dans nos assiettes. Le choix du «bio» est donc moins indispensable.

Les 13 fruits et légumes les plus contaminés par les pesticides. Chaque année, l'Environmental Working Group (EWG), une association américaine, classe les légumes les plus contaminés par les pesticides. Si l'étude est réalisée sur des légumes présents sur le sol américain, elle peut néanmoins nous donner une idée des légumes à impérativement privilégier bio et à nettoyer soigneusement avant consommation.
1. Les fraises 2. Les épinards 3. Le chou kale 4. Les nectarines 5. Les pommes 6 Les raisins 7 Les pêches 8. Les cerises 9. Les poires 10. Les tomates 11. Le céleri 12. Les pommes de terre 13. Les poivrons

Source : www.ewg.org (étude 2019)

2# Consommer les aliments « locaux » et de saison

Les produits locaux et de saison ont tendance à être moins chers. Moins coûteux à produire et à acheminer (puisqu'il n'y a pas de coûts de transports exorbitants), ils sont vendus moins cher au consommateur !

Les fruits et légumes locaux ont l'avantage d'être meilleurs pour l'environnement mais aussi pour la santé. Ils sont cueillis à maturité et voyagent peu avant d'atteindre nos assiettes, ce qui limite leur impact environnemental mais aussi l'altération des nutriments.

3# Traquer les bons plans

Pour faire le plein de fruits et de légumes locaux et de saison, et faire des économies, je vous conseille de vous rendre au marché juste avant sa fermeture. C'est à ce moment que les vendeurs cherchent à écouler leur stock et bradent les prix !

Les supermarchés proposent également des réductions sur les produits bientôt périmés. Renseignez-vous sur les jours/ l'heure à laquelle votre supermarché a pour habitude de faire le tri.

4# Essayer les paniers bio

Acheter des paniers bio (comme ceux proposés par les AMAP, les associations ou encore les fermes cueillettes) est une autre astuce pour manger bio à moindre coût. Bien qu'on ne puisse pas toujours choisir les fruits et légumes (qui dépendent en effet de la saison et de la récolte), c'est une excellente façon de consommer plus de fruits et de légumes, ou encore de redécouvrir des fruits et des légumes oubliés !

5# Rejoindre un supermarché coopératif

Les supermarchés coopératifs sont des supermarchés qui proposent des produits bios et locaux à des prix nettement moins chers en échange d'un peu de temps (quelques heures par mois). Supercoop, La Louve... : les supermarchés coopératifs sont de plus en plus nombreux, en particulier dans les grandes villes. N'hésitez pas à vous renseigner.

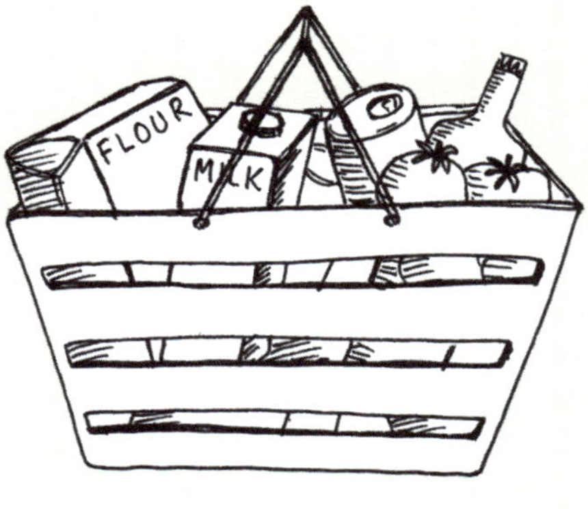

Jour 27 : Apprendre à allier plaisir et santé

L'une des clés pour maintenir ses bonnes résolutions alimentaires sur la durée est de ne jamais faire l'impasse sur le plaisir alimentaire. Mais comment intégrer le plaisir au sein d'une alimentation équilibrée ? C'est ce que nous allons apprendre aujourd'hui.

DÉFI DU JOUR **APPRENDRE À GÉRER LES FRÉQUENCES POUR ALLIER PLAISIR ET SANTÉ**

L'IMPORTANCE DU PLAISIR ALIMENTAIRE

Le plaisir est une composante indispensable d'une alimentation saine. Elle procure un sentiment de bien-être général et limite la frustration alimentaire. Or, pas de frustrations alimentaires = pas de craquage possible puisque les frustrations conduisent souvent à des excès alimentaires une fois que la restriction est levée. Si la malbouffe peut être source de plaisir, les aliments «plaisir» ne doivent cependant pas entraver l'équilibre alimentaire.

COMMENT ALLIER PLAISIR ET ÉQUILIBRE ALIMENTAIRE ?

1# Apprendre à gérer les fréquences
Il convient de comprendre qu'une alimentation saine, n'est pas une alimentation uniquement à base de salade verte et de graines : c'est une alimentation variée, où l'on peut manger de tout, mais en choisissant les bonnes quantités. La clé est donc d'adapter les fréquences de consommation.
Ainsi, si manger un morceau de fromage (30 g) une fois par jour peut être acceptable, en manger à chaque repas – et, qui plus est, en grande quantité ! – ne l'est pas.

2# Faire de meilleurs choix
L'alimentation vous offre toujours la possibilité de faire de meilleurs choix. Et c'est une autre clé pour allier plaisir et santé. Vous aimez les burgers ? Privilégiez ceux d'un vrai bistro plutôt que ceux des fast-foods, ou faites-les maison. Vous pouvez également choisir de remplacer les frites par une salade, ou bien de cuire vos frites au four, plutôt qu'à la friteuse.

3# Incorporer les aliments «plaisir» au sein d'un repas équilibré
La notion de plaisir ne doit pas entraîner de grignotages. Incorporer ses aliments «plaisir» au sein d'un repas équilibré permet donc de se faire plaisir tout en mangeant sainement.
Un exemple : vous adorez les frites ? Consommez-les au sein d'un vrai repas (avec des légumes verts et une portion de protéines). Vous ne pouvez pas vous passer de chocolat ? Assurez-vous de l'insérer au sein d'un repas, plutôt qu'en dehors. Par exemple, en dessert : deux carrés de chocolat noir. De manière générale, évitez de grignoter/manger en dehors des repas.

4# Réduire mais pas bannir
Lorsque l'on souhaite mettre en place des changements alimentaires ou les faire tenir sur la durée, la règle la plus importante est de ne pas créer d'interdit

tout de suite, pour éviter toute frustration. La bonne méthode est alors la réduction progressive. Elle permet d'y aller plus en douceur, et d'adapter votre organisme au changement.
Avant tout chose, il est important de se demander s'il est d'abord possible de diminuer, par exemple de moitié, la consommation de l'aliment en question. Exemple : vous avez pour habitude de consommer un paquet de gâteaux par jour. Essayez, dans un premier temps, de vous contenter d'un demi-paquet (pendant 4 jours) puis 1/4 d'un paquet (pendant 3 jours), puis enfin de 4 gâteaux (pendant 7 jours) afin d'atteindre votre objectif final d'un 1 à 2 gâteaux max.

À VOUS DE JOUER !

Notez ci-dessous votre malbouffe préférée et élaborez un plan d'action pour réduire sa présence au sein de votre alimentation.

Mon péché mignon est : ....

Ma consommation actuelle : ....

Mon objectif à atteindre :
- quantité maximale : ....
- fréquence : ....

Ma stratégie de réduction :

Période :				
Quantité max :				

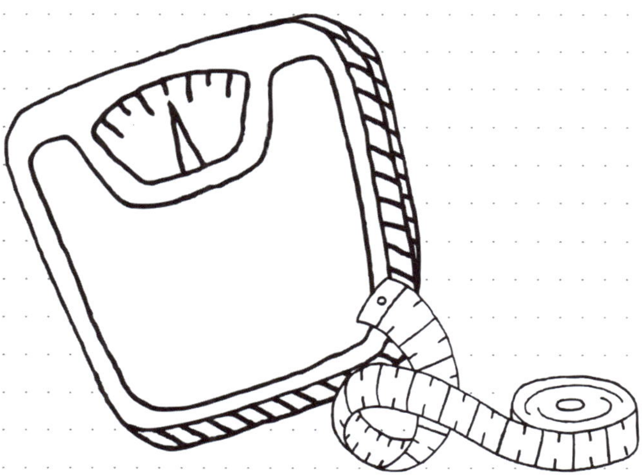

BONUS
Tableau de fréquence

Respectez-vous les fréquences de consommation des différents groupes d'aliments ?

À VOUS DE JOUER !

Notez votre fréquence de consommation pour chaque catégorie d'aliment. Comparez ensuite vos réponses avec les fréquences recommandées.

Catégorie	Intérêts nutritionnels	Fréquence recommandée	Ma consommation actuelle
Les fruits	• Hydratation de l'organisme • Apport en fibres • Apport en divers minéraux et en vitamines (vitamine C ++) • Apport en antioxydants protecteurs • Source de glucides simples (fructose)	1 à 2 portions par jour 1 portion = 150 g (1 banane moyenne, 1 pomme, 2 kiwis, 2 mandarines, 1 petit bol de fraises, 1/4 de melon, etc)	
Les légumes	• Hydratation de l'organisme • Apport en fibres • Apport en divers minéraux et en vitamines (vitamine C ++) • Apport en antioxydants protecteurs	À volonté selon l'appétit (en veillant à l'ajout de matières grasses) 1 portion = 150 à 200 g	
Les céréales et les féculents	• Apport en glucides complexes, source d'énergie pour l'organisme • Source de protéines végétales • Apport en fibres • Apport en divers vitamines et minéraux • Satiétogènes (rassasiants)	1 à 2 fois par jour, en privilégiant les céréales complètes non raffinées et/ou les légumes secs Quantités à modérer selon le niveau d'activité physique	
Les viandes, poissons et œufs	• Source importante de protéines de bonne qualité • Apport conséquent en fer (cas des viandes, en particulier les viandes rouges) • Apport en oméga 3 (poissons gras et certaines viandes enrichies en oméga 3) • Apport en vitamines, notamment du groupe B.	0 à 1 fois par jour À consommer autant que possible en alternance avec des protéines végétales	

Catégorie	Intérêts nutritionnels	Fréquence recommandée	Ma consommation actuelle
Les corps gras (matières grasses)	• Apport en matières grasses et en vitamine solubles dans les graisses (vitamines A, D et E) • Principale source de vitamine E • Apport en acides gras essentiels, notamment en oméga 3 (cas de certaines huiles et margarines)	1 petite portion à chaque repas (1 cuillère à soupe d'huile/1 noisette de beurre...) en veillant à varier les sources	
Les produits laitiers (yaourts, fromages, laits)	• Source de protéines de bonne qualité • Apport en graisses saturées (à limiter) • Apport en calcium	0 à 1 portion par jour max. (1 yaourt de 125 g , 1 verre de lait 150 ml, 30 g de fromage...)	
	• Alternatives végétales (au soja, à l'amande, à l'avoine, au coco...) • Petite source de protéines • Apport en graisses insaturées (meilleures pour le cœur) • Source de minéraux (variés selon les sources)	0 à 2 portions par jour À privilégier autant que possible	
Le sucre et les produits sucrés	• Source de « calories vides » qui ne procurent aucun intérêt nutritionnel (riches en calories mais pauvres en nutriments) • Apportent tout de même du plaisir dans l'alimentation	À consommer occasionnellement et de manière modérée	
Eau (seule boisson indispensable)	• Hydratation de l'organisme • Apport en minéraux Remarque : le thé et le café sont des excitants. Ils ne contribuent pas à l'hydratation.	1 à 1,5 l par jour	
Alcool et boissons sucrées	Source de calories vides	À éviter autant que possible	

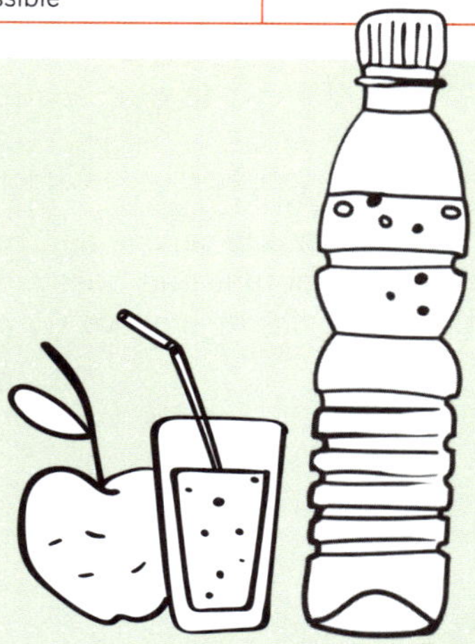

Jour 28 : Vers un monde meilleur... sans malbouffe

La fin du programme est arrivée et je vous propose le dernier défi de ce livre ! Si notre dépendance à la malbouffe est si ancrée au sein de notre société, c'est bien parce que nous y sommes conditionnés dès le plus jeune âge. Voici donc quelques bonnes pratiques à suivre – que vous soyez déjà parent ou non – pour ne pas reproduire les mêmes erreurs et tenter d'avancer vers un avenir... sans malbouffe !

DÉFI DU JOUR TRANSMETTRE LES BONS RÉFLEXES AUX GÉNÉRATIONS FUTURES

1# Retarder l'exposition des enfants aux produits industriels
Nous avons vu dans cet ouvrage que le principal problème de notre exposition à la malbouffe est lié aux aliments industriels. Ces derniers sont particulièrement à éviter chez les enfants, plus vulnérables aux excès ou encore aux additifs.

2# Ne pas utiliser la malbouffe comme récompense ou cadeau
Lorsque l'on n'a pas d'idée de cadeaux ou lorsque l'on est invités chez des amis/chez la famille, la solution de facilité est souvent d'acheter une sucrerie (un gâteau, des bonbons...). Et pour cause : on sait que ça plaira toujours ! Mais ce genre d'habitude est à proscrire, car elle favorise la consommation de malbouffe et fait passer le mauvais message auprès des enfants.

3# Les sensibiliser à la cuisine au plus tôt
Cuisiner maison autant que possible est la solution pour limiter l'exposition des enfants aux aliments hypercaloriques, trop gras, trop sucrés, trop salés ou trop riches en additifs. Rappelons que les bonnes habitudes acquises pendant l'enfance ont plus de chance d'être reproduites à l'âge adulte.

4# Éduquer avant tout
Il peut paraître cruel pour certains parents d'« interdire » à leurs enfants d'aller dans les fast-foods. Ceci dit, ce n'est pas une recommandation que vous trouverez ici. On sait désormais que créer des interdits, que ce soit chez les enfants ou chez les adultes, est néfaste car cela engendre des frustrations... en plus d'être inefficace. L'important est donc de ne pas créer d'interdit, mais de leur expliquer pourquoi c'est mauvais pour la santé, afin qu'ils comprennent d'eux-mêmes.

5# Remplacer les fast-foods par du fait maison !
Une autre alternative plus intelligente à l'interdiction est de cuisiner avec eux la version « maison » de leurs établissements de restauration rapide préférés, par exemple. De cette manière, cela les sensibilisera à une alimentation saine et leur montrera que de meilleures alternatives sont possibles, tout en se faisant plaisir !

Bilan de la semaine #4

Vous êtes arrivé au bout de la quatrième semaine du programme. Vous pouvez vous féliciter. Faisons le bilan de cette dernière semaine !

Cochez les objectifs que vous avez atteints :

Objectifs	Objectif complètement atteint	Objectif partiellement atteint	Objectif non atteint
JOUR 22 : Planifier ses repas à l'avance			
JOUR 23 : Manger plus lentement			
JOUR 24 : Écouter davantage sa faim/l'absence de faim			
JOUR 25 : Réapprivoiser ses sensations de satiété			
JOUR 26 : Privilégier autant que possible l'alimentation bio et locale			
JOUR 27 : Apprendre à gérer les fréquences pour allier plaisir et santé			
JOUR 28 : Transmettre les bons réflexes aux générations futures			

Comment vous sentez-vous en cette fin de semaine ?

- Forme physique : (fatigué) 1 – 2 – 3 – 4 – 5 – 6 – 7 – 8 – 9 – 10 (en pleine forme)
- Forme mentale : (agité) 1 – 2 – 3 – 4 – 5 – 6 – 7 – 8 – 9 – 10 (détendu)
- Emotions : (anxieux, énervé) 1 – 2 – 3 – 4 – 5 – 6 – 7 – 8 – 9 – 10 (joyeux, positif)
- Manque ressenti : (aucun) 1 – 2 – 3 – 4 – 5 – 6 – 7 – 8 – 9 – 10 (important)
- Motivation : (peu motivé) 1 – 2 – 3 – 4 – 5 – 6 – 7 – 8 – 9 – 10 (très motivé)

Vos fiertés de la semaine :

Les difficultés éventuellement rencontrées :

Commentaires éventuels sur cette semaine :

Mon alimentation aujourd'hui

Rappelez-vous, il y a 4 semaines, nous avons fait le point sur votre alimentation avant le commencement du programme. Qu'en est-il aujourd'hui ?

À VOUS DE JOUER !

1# Remplissez le tableau ci-dessous avec vos consommations alimentaires actuelles, sans oublier les boissons ou encore les grignotages. Entourez :

- en rouge : les aliments de fast-foods ou issus de la restauration rapide ;
- en rose : les aliments issus de restaurants qui ne sont pas des fast-foods, la cantine de votre travail, la cuisine de votre belle-mère dans le cas où vous mangez souvent à l'extérieur ;
- en jaune, les plats cuisinés du commerce et les produits industriels ;
- en vert, les aliments/plats que vous avez avez cuisinés vous-mêmes ou les aliments que vous avez consommés crus.

Mon journal alimentaire (après la réalisation de ce programme)

	Petit déjeuner	Déjeuner	Dîner	Grignotages éventuels
J-7				
J-6				
J-5				
J-4				
J-3				
J-2				
J-1				

2# Comparez à votre journal alimentaire de la page 17. Constatez-vous des changements ?

....

....

Fin de programme

Les 4 semaines de challenge pour arrêter la malbouffe touchent à leur fin. C'est l'heure du grand bilan ! Comment avez-vous vécu ces 28 jours ? Quelles sont vos sensations aujourd'hui ? Mais surtout, quelles résolutions comptez-vous garder ? Faisons le point ensemble.

LES OBJECTIFS QUE J'AI ATTEINTS :

☐ Je mange moins souvent dans les fast foods
☐ J'ai diminué ma consommation de produits industriels
☐ Je scrute davantage l'étiquette nutritionnelle avant d'acheter un produit
☐ Je cuisine davantage fait maison
☐ Je mange plus équilibré
☐ Autre : ……………………………………………………

SYMPTÔMES À LA FIN DU PROGRAMME :

☐ Je me sens plus en forme
☐ J'ai perdu du poids. Indiquez votre poids actuel ici : ………… kg
ou vos nouvelles mensurations :
Poitrine : ………… cm Taille : ………… cm Hanches : ………… cm
☐ Ma digestion s'est améliorée
☐ J'ai moins de coups de barre après les repas
☐ J'ai réduit mes grignotages
☐ J'ai moins d'acné ou de problème de peau
☐ Mes paramètres sanguins se sont améliorés (glycémie, cholestérol, triglycérides, tension...)
☐ Je suis moins souvent malade
☐ Je suis en meilleure forme mentale
☐ Autre : ……………………………………………………

MES OBSERVATIONS PERSONNELLES :

……………………………………………………
……………………………………………………
……………………………………………………

Quelques conseils pour la fin

Ces 4 dernières semaines vous ont appris à vous détacher des fast-foods, des produits industriels ultra-transformés et à manger mieux de façon générale. Un vrai pas en avant vers une alimentation saine et équilibrée ! Mais que va-t-il se passer maintenant que les 28 défis sont terminés ? Voici quelques conseils pour préparer l' « après » programme et maintenir les bonnes habitudes acquises aussi longtemps que possible.

5 CONSEILS POUR MAINTENIR VOS BONNES HABITUDES À LA FIN DU PROGRAMME

1# Gardez les habitudes alimentaires que vous avez acquises (et entretenez-les !).

2# Surtout ne vous jetez pas sur les fast-foods ou les plats préparés à la fin du programme pour compenser le manque des 4 dernières semaines !

3# Faites un point sur les résolutions à garder. Écrivez-les dans l'encart ci-contre.

4# Si, lors d'une occasion spéciale, vous faites trop d'excès, assurez-vous de reprendre une alimentation équilibrée aux repas suivants. Par ailleurs, si vous en ressentez le besoin, vous pouvez faire un repas plus léger, plus riche en légumes, le lendemain. Rappelez-vous que l'équilibre alimentaire se fait sur plusieurs repas.

5# Si les mauvaises habitudes reviennent, sachez que vous avez la possibilité de reprendre ce livre et refaire le programme anti-malbouffe autant de fois que le voulez.

Écrivez ici les résolutions que vous souhaiteriez conserver sur le long terme :

....

....

....

J'espère en tout cas que ce programme vous a plu et que vous y avez trouvé les clés pour vous libérer un peu plus de la malbouffe !

Que vous ayez réussi ou non tous les défis, vous pouvez vous féliciter d'avoir voulu le meilleur pour vous et d'avoir suivi ce programme jusqu'à la fin ! N'oubliez pas que vouloir le changement est déjà un grand pas vers le meilleur ! Gardez en tête également que vous pouvez à tout moment décider de refaire le programme du début, par exemple après une période de craquages (vacances, fêtes de fin d'année...).

En tout cas, si vous avez aimé ce livre, n'hésitez pas à en parler auprès de votre entourage ou sur les réseaux sociaux avec le hashtag : #teammalbouffe.

Bibliographie

[1] Définition « Malbouffe », Dictionnaire Larousse.

[2] « Principaux repères sur l'obésité et le surpoids », Organisation mondiale de la Santé, site officiel de l'OMS.

[3] « Principaux repères sur les maladies cardiovasculaires », Organisation mondiale de la Santé, site officiel de l'OMS.

[4] « Principaux faits concernant le cancer », Organisation mondiale de la Santé, site officiel de l'OMS.

[5] « Faits et chiffres sur le diabète », Organisation mondiale de la Santé, site officiel de l'OMS.

[6] Espérance de vie théorique et en bonne santé, « Vers une approche plus holistique de la nutrition », A. Fardet, étude publiée en 2015 dans *Cahiers de Nutrition et de Diététique*.

[7] « Qu'est-ce que l'alimentation préventive », A. Fardet, étude publiée dans la revue *L'Écologiste* en décembre 2017.

[8] « Primary prevention of coronary heart disease in women through diet and lifestyle », étude publiée dans *New England Journal of Medicine* en 2000.

[9] « The effect of diet on risk of cancer », étude publiée dans *Lancet* en 2002.

[10] « Diet, lifestyle, and the risk of type II diabetes mellitus in women », étude publiée dans *New England Journal of Medicine* en 2001.

[11] « Ultra-processed foods have the worst nutrient profile, yet they are the most available packaged products in a sample of New Zealand supermarkets », étude publiée dans *Public Health Nutrition* en 2016.

[12] « TV Food Advertisements Increase Obese Children's Appetite By 134 Percent », étude publiée en 2007 par l'université de Liverpool.

[13] « Development of the Highly Processed Food Withdrawal Scale », étude publiée dans la revue *Appetite* en 2018.

[14] « Ultra-processed food consumption and excess weight among US adults », étude publiée dans le *British Journal Of Nutrition* en 2018.

[15] Étude commandée par Coeur + AVC, à partir de l'Enquête sur la santé dans les collectivités canadiennes (ESCC) de Statistique Canada, 2015

[16] « Association of Ultraprocessed Foods With Mortality Risk Among French Adults », étude publiée dans la revue *Original Investigation* en 2019.

[17] « Système opioïde endogène et stratégies thérapeutiques dans la dépendance à l'alcool », étude publiée dans la revue *L'Encéphale* en 2014.

[18] « Cafeteria diet impairs expression of sensory-specific satiety and stimulus-outcome learning », étude publiée dans *Frontiers in Psychology* en 2014.

[19] « Guide de réduction du sodium pour l'industrie alimentaire », Conseil de la transformation alimentaire du Québec (CTAQ), publié en 2009.

[20] [21] « The composition and labelling of Doner Kebabs », étude réalisée par LACORS en janvier 2009.

[22] « Agents cancérogènes avec indications suffisantes ou limitées chez l'Homme : résumé du classement CIRC des agents cancérigènes », Site cancer-environnement.org, dernière mise à jour faite en novembre 2019.

[23] « Les comportements alimentaires, Synthèse de l'expertise scientifique collective réalisée par l'INRA à la demande

du ministère français de l'Alimentation, de l'Agriculture et de la Pêche», INRA, document publié en juin 2010.

[24] «Alimentation et mondialisation», P. Garnon, publié dans la revue *Pour* en 2012.

[25] « Transformation alimentaire», article publié sur le site internet Systemealimentairequebec.info du Conseil de recherches en sciences humaines du Canada (CRSH).

[26][27] « L'effet matrice des aliments, un nouveau concept», A. Fardet, étude publiée en 2017 dans la revue *Pratiques en Nutrition*.

[28] «Ultra-processed foods have the worst nutrient profile, yet they are the most available packaged products in a sample of New Zealand supermarkets», étude publiée dans *Public Health Nutrition* en 2016.

[29] Étude INCA 3, publiée en juin 2017.

[30] Étude Baromètre santé nutrition, réalisée par l'Inpes en 2010.

[31] Étude INCA 3, publiée en juin 2017.

[32] [33] «Qu'est-ce que l'alimentation préventive», A. Fardet, étude publiée dans la revue *L'Écologiste* en décembre 2017.

[34] Étude INCA 3, publiée en juin 2017.

[35] «Slower eating speed lowers energy intake in normal-weight but not overweight/obese subjects», étude publiée dans *The Journal of the Academy of Nutrition and Dietetics*, en 2014.

[36] « The 2009 European Union Report on Pesticide Residues in Food», site officiel de l'EFSA, étude publiée en 2011.

[37] « Higher antioxidant and lower cadmium concentrations and lower incidence of pesticide residues in organically grown crops : a systematic literature review and meta-analyses», étude publiée dans le *British Journal of Nutrition* en 2014.

Direction Hachette Pratique : Catherine Saunier-Talec
Responsable d'édition : Stéphane Rosa
Responsable artistique : Cécilia Rehbinder
Mise en pages : Nord Compo

Fabrication : Cécile Alexandre-Tabouy
Responsable partenariats : Sophie Morier (smorier@hachette-livre.fr)

Dépôt légal : avril 2020
1-49-927-4
ISBN : 978-2-01-708565-2

Achevé d'imprimer en mars 2020 par Graficas Estella en Espagne

PAPIER À BASE DE FIBRES CERTIFIÉES

hachette s'engage pour l'environnement en réduisant l'empreinte carbone de ses livres. Celle de cet exemplaire est de :
1,335 kg éq. CO_2
Rendez-vous sur www.hachette-durable.fr